気功
増補新装版

その思想と実践

廖 赤虹
Ryo Sekiko
廖 赤陽
Ryo Sekiyo

春秋社

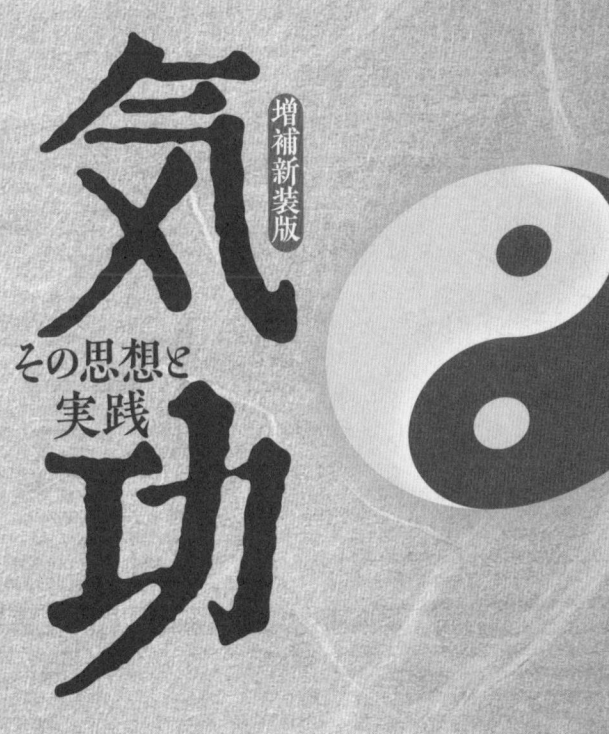

気功……目次

第六章　気功修練の段階

第十一章　気功の「日本化」

気　功——その思想と実践

第一章

気功ブームの背景

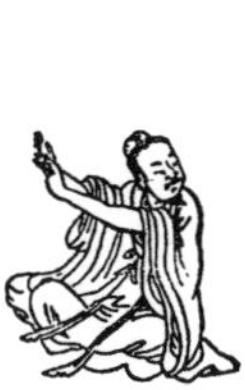

一　新しい時代と気功ブーム

「気」が見える――「気」の物質性の検出と気功再認識

いま世界中に広がっている気功ブームは約二〇年前から始まっていた。

二〇年前の中国では「徹底的な唯物主義」といわれている政治背景の下、現代科学理論では説明も実証もできない気功は表舞台には登場できないものとされていた。しかし、気功達者の林厚省《りんこうしょう》氏と電気工学専門の顧涵森《こかんしん》女史との協力で行った一つの小さな実験が、この状況を変えた。

気功麻酔で知られている林厚省氏は上海市中医研究所の研究員で、気功の達人でもある。文化大革命が終わったあとの七〇年代後半、偶然の機会に、林厚省氏が中国科学院上海原子核研究所の研究員顧涵森女史に出会って、自分の手から「気」が出せると顧氏に話した。電気工学専門の顧氏がこの話に非常に興味をもち、解明したいとのことで協力することを決めた。

一九七七年十一月一日に、顧女史が赤外線センサーを取りつけた信号増幅器を用いて、林厚省氏の手のひらから、彼の意識との同調変化を示す低周波の起伏する変調赤外線を検出した。これは、気功師が体外に放出した「気」を初めて測定しえた実験である。これまでは、気功の

「気」に対してはよく「信じればある。信じなければない」といわれてきたが、この実験は信じなくても「気」が存在すること、すなわち「気」の物質性を証明したものといえる。

林厚省氏と顧涵森女史の実験結果が発表されると、大きな反響を呼び、国内外から注目を集めた。ただ、長い間、迷信として批判された気功に正しい評価を与えるには、まず中国の科学界、さらには中央の指導者までをも納得させなければならない。そこで、中国衛生部中医局の当時の局長呂炳奎《ろへいけい》氏と、文化大革命中は身を隠して気功を練習していた電気化学専門家の林《りん》中鵬《ちゅうほう》氏らが、科学界と中央指導者たちの前に気功現象を証明する大規模な気功報告会を企画した。気功説明会の準備は、報告する実演項目の選別から始まった。曖昧な実験をすべて排除し、インチキの可能性のない実験だけを行うことにした。

一九七九年三月、中国中央新聞記録電影製片廠（国立ニュース記録映画製作会社）の主催で、全国規模の気功実演と科学実験報告会が行われた。中国国家科学技術委員会（日本の科学技術庁に相当）、中国科学院、中国科学協会、衛生部（厚生省に相当）、国家体育委員会などの責任者、関係者および科学者が大勢出席した。それに続いて、七月の十四日と十九日に、さらに二回にわたって中央上層部向けの報告会が行われた。

動かぬ気功の事実の前に、科学界と中央の指導者たちが納得した。気功はインチキなものではない、と。こうして、気功が表舞台に出られるようになって、中国全土に気功ブームが巻き起こったのである。さらに、人体科学と名づけた気功研究の半官半民の全国組織も発足した。中国のロケットの父と呼ばれて、中国科学院院長を務める銭学森《せんがくしん》氏は、気功の研究を「唯象学」と呼んでいる。つまり現代の科学理論では説明できないが、その現象が存在しているものを研究する学問のことだ。そうした研究によって、次世代の科学の道が切り開かれるにちがいないと銭氏は考えているのである。

冷遇された福来友吉博士——気功ブームは時代と社会の要請

もちろん、時代と社会の要請がなければ、「気の物質性」が証明されても気功ブームは起こらないわけである。

特異能力に対する研究はいまに始まったことではない。約八〇年前の明治四〇年代頃、日本にも全国的に透視ブームが起こっていた。そこに、催眠心理学専攻の一人の学者がそれに注目して研究に取り組んだ。彼は旧東京帝国大学（現在の東京大学）文学部心理学教室の助教授をしていた福来友吉博士である。

福来博士の行った実験のなかにこのような実験があった。

あらかじめ文字を撮影した写真乾版を用意して、未現像のまま透視者に渡して、そこに写っている文字を当てさせてみた。これは絶対にインチキができない。それでも透視は見事に成功した。そのほかに、このような透視や念写の実験を多く行って透視と念写が事実であることを証明したが、物質科学至上の時代にあって、透視や念写などは迷信であるとの強い非難を浴び、学術界、特に物理学界からの圧力が強く、やがて東京帝国大学から追われてしまい、彼は高野山で不遇の晩年を送ることとなった。

これはまさに近代科学界による真実の発見者に対する迫害ともいうべき事件である。

では、いまどうして一つの気の物質性に関する実験が、世界中に気功のブームを巻き起こせたのか。これはやはり時代と社会の要請があるからである。

近代、ニュートン力学の確立、蒸気機関の発明、電気の発見と応用など物質科学の画期的な発展は、人々に多大の希望を与えた。現代の物質科学の発展は、私たちの抱えているすべての問題を解決してくれると確信している方が多い。筆者もそう信じていた。しかし、この「物質科学万能論」はついに破綻が見えてきた。

現代医学は細菌などの外部の原因による病気に対して、大きな実績をもっている。歴史上、無数の命を奪った伝染病の天然痘やペスト、結核などが抗生物質、ワクチンによって抑えられている。そのため、人々は西洋医学に大きな期待を寄せていたが、現代社会のなかに続々と出てきた自律神経失調症、不定愁訴症、慢性疲労症候群または肩凝りなどの体内部のアンバランスによる病気に対しては、現代医学はあまりにも無力である。

現在、病院で行われる治療によって治った病気は全体の二〇パーセントしかなく、残りの八〇パーセントはただ金銭と時間の無駄にすぎないともいわれている。また、無力であるだけではなく、現代医学がもたらした薬害がすでに大きな社会問題となっている。この数十年、西洋医学が多大な努力を払って、やっと世界中に天然痘を撲滅したと宣言したところ、エイズ、院内感染、エボラ出血熱など恐ろしい病気があらたに発生した。現代医学の進歩はそれらに追いつくだろうか。

精神の悩みをもっている人の数が、決して体の悩みをもつ人よりも少ないとは思わない。戦後五〇年もたった日本は確かに物質生活は豊かになったが、物質の豊かさが必ずしも幸せをもたらすとはかぎらない。自分が何のために生きているのか、という疑問をもって、乱暴な宗教団体に入信した者もいる。

これらの精神的危機は、教育のみに頼っていては解決できる見込みもない。現代社会、現代科学技術を支えている現代教育自体も多くの問題を抱えている。いじめ、登校拒否などは多くの親と先生を悩ませている。こうした現象の後ろには、もっと大きい、もっと根本的な問題が隠されている。学生の負担が重すぎることはだれもが認めるところである。そのため、それを軽くすべきだという声もある。一方、知識が増えつづけ、もっと勉強させなければならないのも事実だ。この知識の爆発的増加と学生の時間および体力の限界との矛盾はどう解決していくのか。

二〇〇〇年前の哲学者、荘子にはこういう名言がある。「我が生涯は有限であるが、知識は無限である。この有限の時間をもって無限の知識に追いつくことは、ほとんど不可能であろう」。ここで、彼はすでに今日の問題の根本的な所在を提起していた。

個人の身体の健康や精神的悩みと関連して、私たちが身を置く社会環境も決して楽観できないのである。不況、企業の経営不振と倒産、就職の氷河期、凶悪犯罪の急増、老後の不安など、数え切れないほどの問題を抱えている。さらに、地球という大環境は急激に変わりつつある。たとえば、地震、洪水、寒波と熱波などの自然からの脅威は昔からあった。そして、科学技術の発展はそれらの問題を解決に向かわせる一方で、新たに多くの環境問題をつくり出してきた。

問題はもっともっとたくさんある。これらの難問のなかに物質科学自体のもつ悩みが数多く含まれている。物質科学自体も非常にストレスがたまっているにちがいない。このような不安、失望のなかにいる人々が新たな答えを求めはじめるのも当然のことである。日本での気功ブームはそのような背景のもとで起きているものと考えられる。

二　人生の統一場理論

以上のような個人・社会・自然とかかわるさまざまな問題は、だれでも直接または間接的にかかわる問題である。これらの問題に対して、現代社会や科学はそれぞれの解決方法を提供しようとしている。健康を求める場合、病院やスポーツセンターに通い、健康飲料を飲み、健康食を食べ、マッサージを受ける。学校の成績を上げるためには、塾に通い、家庭教師を雇い、頭をよくする機械を使う。悩みを解消するためカウンセラーに相談したり、宗教に入信したりする。一〇〇の問題があれば、一〇〇〇以上の解決方法が用意される。これは西洋文明の特徴である。

西洋の近代科学は、心身分離の二元論を出発点として、三〇〇年間に人類の知的分野における覇権を確立した。しかし、このように物事を細かく分割して機械的に分析を進める方法の限界はますます目立ってきた。そして六〇年代以降、東洋の伝統の「物事を全体的・総合的（ホリスティック）に見る」という思想が、世界的範囲においてものすごい勢いで知的表舞台に返り咲いたのである。

この全体性思想の中心となる部分は二つある。一つは「心身統一論」で、心と体は一つのものであるという考え方。もう一つは「天人合一論」、つまり人体は宇宙の縮図であり、宇宙は人体の拡大図であるという思想である。

このような考え方は、気功の練習を通して導き出された当然の結論なのである。気功の実践を通して、私たちは「心と体が一つである」ことと、自分という「小我」が宇宙という「大我」に溶け込むことを実感できる。そして、宇宙の隅々まで充満している「気」という生的エネルギーと情報は、心と体、天と人の間の架け橋のような存在であると感じられる。

全体性思想から見れば、世界は一つであるから、さまざまな問題があっても、その解決方法は単純明快な一つのものにまとめられるはずであると考えている。これは自分自身の練習を通じて、自分の身体と頭と心の改革を行い、それによって正常な自然治癒能力と自己保護能力をもつ身体、知性と感性のバランスの取れる頭、自然・社会・他人と調和する広い心を作り出すことである。そのなかでも、意識の改革はもっとも重要な位置を占めている。

医者を悩ます二人の患者——気功は健康に効果があるか

気功教室に来る方の大半は健康のためである。筆者が本気で気功の練習に入るのも健康のためである。

筆者の一人は高校生のとき、運動中にケガをして、ひどい脳震盪《のうしんとう》後遺症に悩まされたことがある。字を読むとすべて二重に見える。まわりのちょっとした音ですぐ痙攣《けいれん》を起こす。あちこちの病院を回って治療を受けたが、好転がみられなかった。脳震盪後遺症だからもう治らないと権威から宣告された。残っているのは気功の道しかないと自分で覚悟して、一日数時間、まじめに気功の練習を始めた。

最初、体にはいろいろな変化があったが、後遺症そのものにはそれほど明らかな変化がなかった。おそらく二年たった頃だと思う。ある日、静坐をしているとき突然、背中から暖かい流れが上に昇ってきて、後頭部に入ってきた。その瞬間、後頭部のなかがすごく痛くなって、布を引き裂くような音を感じた。でも気持ちがよかった。気が患部まで届いたことがわかった。そのときから脳震盪後遺症はスッキリ治ってしまった。

筆者のもう一人は、大学に入った後、よく腹痛を起こしたが、病院に入院して精密検査を受けたら、「異常なし」と診断された。西洋医学では異常なしの病気を治療することができないので、今度はいろいろな漢方薬を飲んだり、針の治療を受けたりしたが、縁のある先生に出会えず、効果がみられなかった。しかも、その時期、喉もときどき痛かった。大学の病院に行くと、お医者さんはいつも困ったような顔をしている。というのは、抗生物質が効かず、漢方薬の投与も難しいからである。腹痛に効く漢方薬を飲ませてくれると腹痛は止まるが、喉が痛くなり、喉の痛みを解消する漢方薬を飲ませてくれると、また腹痛になる。体を温めると喉にくる、冷やすとおなかにいく、というアンバランスな体質であった。

その病気を治療するために、『気功点穴《てんけつ》療法』の筆者である馬秀棠《ましゅうとう》先生の家を訪ねて、気功による治療を求めた。一回の治療で効果が現れ、十数回でほぼ治った。その冬から、長年にわたった霜焼けもすがたを消した。そのとき初めて気功および人間の体の神秘に感動した。

詰めるよりも取り除く――気功で頭がよくなるか

気功による健康回復の効果については、すでに多くの研究がなされていて、それを否定する人の数はそれほど多くはないようである。ただ、気功練習の効果は健康の面だけにとどまっていない。たとえば、気功を教えているとき、「気功を練習すれば頭がよくなるか」とよく聞かれる。

白い紙こそ自由に絵を描ける――集中力と記憶力をどうアップするか

O君は子供のときに間脳手術を受け、その影響もあってか、高校三年に入ると、高校一年生のレベルの内容から補習しなければならない、と先生にいわれた。しかし、東京の気功教室に半年間通った後、高一から高三までの授業の内容が自然にわかって補習の必要もなくなった。

同じ高校生のT君は、普段あまり勉強しないため、成績がよくないのも当然のことだが、気功の教室に通ってから、様子が変わった。いつもと同じく、試験の前日に本をパラパラと読んだだけだったが、その読んだ内容を試験のときによく思い出せたのである。
現在、東京の気功教室では、親子気功コースもできた。参加している子供のほとんどは成績がアップしている。また、頭がよくなると同時に、体も快調になり、眼もよくなった。そのなかの一人のNちゃんは、「気功」という題名で小学校の卒業作文をまとめた。そのなかの一節にはこう書かれていた。

私は気功を始め、廖先生に指導してもらったら、視力が上がったのです。私は乱視で、近視も少し入っていて、普通の人と目の形が違うのです。東大の眼科の先生にも、目の形は変わらないので、よくならないといわれていたのですが、よくなりました。

右　○・○二→○・二　　左　○・○二→○・三

少しずつでも、一日おきくらいに、目に気を当てたり、気でマッサージしたりしていたおかげです。自分の体を自分で治せて、うれしいです。

普通、勉強の成績をよくするには塾に通い、視力をよくするには視力回復センターに通う。西洋科学の考えに沿った処方の仕組みでは、目的別に分けて異なる薬を出すのである。しかし気功は、体のことも頭のことも一つの処方で対処できるわけである。

子供だけではなく、Wさんは四十代の主婦で、三年前から筆者らの東京教室に通いはじめた。彼女は中国人留学生の知り合いがいるため、以前何回も中国語を勉強しようと思ったが、いずれも三日坊主ですぐやめてしまった。どうしても覚えられないからである。

しかし、彼女は気功を練習しはじめてから状況が変わった。中国語にもう一度チャレンジした彼女は自分の記憶力に驚いた。以前に一生懸命覚えようとしても覚えられなかった単語が、今度はスースーと頭に入ってきたのである。かつて学校で英語を習ったときにも、また中国語を習ったときにも、単語を覚えるには見たり、読んだり、書いたりしていたが、なかなか覚えられなかった。それが、今度は食事を作りながら、ラジオの中国語講座を聞いているだけでもよく覚えられた。以前の辛い勉強の仕方とまったく違って、非常に楽に勉強できるようになった。ときには、テキストの文章を一回か二回見るだけで暗唱できるようになったこともある。本人の話によると、いまの記憶力は二十代のときより優れているという。彼女は「気功はこんなに人を変えるのか」と感激していた。

どうして気功の練習を通して記憶力がよくなるのか。

実は人間の脳は一四〇億以上の神経細胞があるが、実際に使っているのはその一割か二割でしかないという。すなわち、まだまだ大きな余裕があるわけだ。

現在の教育は一生懸命、頭に知識を詰め込もうとしているが、気功の方法はこれと逆に、とりあえず必要のないものを取り除くことが重要だとしている。

たとえばパソコンで新しい別の文書を作成しようとするときには、まず現在の画面に書いた文字を全部削除しなければならない。また、絵を描くとき、白い紙だったら何でも自由に描けるが、もしその紙にすでに絵がいっぱい描かれていたら、そのうえにさらに絵を重ねて描くと自分でもわからなくなる。

記憶も同じである。ものを覚えるとき、まずほかの無関係なこと（気功では「雑念」という）を取り除かなければならない。このような取り除く能力が高いほど記憶力もよい。頭を空っぽにすることは、頭をよくするのに必要な一つの条件である。気功の練習はまさにこのような雑念を取り除いて頭を「無」にする練習である。

理屈や論理よりも「勘」が大切

記憶力のよい人は受験の秀才にはなれるかもしれないが、それだけでは本当に頭がよいとはいえない。本当の頭のよさに必要なもう一つの条件は「勘」であり、いわゆる「直接的に感じる能力」である。

「勘」がよければもちろん受験にも役立つ。現在の受験問題には○付けの選択問題が多い。勘がよければたとえ思い出せなくてもよく当たるであろう。ただ、勘の役割はこれだけではなく、現代の「情報混乱時代」ともいえる情報社会のなかで、強い勘の持ち主こそ危険を回避し、チャンスをつかむことができるのである。

日本では、優れた科学技術の成果を生み出した研究者および研究機関の特性と傾向を明らかにするために、平成四年から五年にかけて、「優れた研究者が備える条件と研究活動の特性」という調査が行われた。その結果として、研究者に求められる能力のなかで、直観力、すなわち自然界における諸現象のなかから重要な事実を見抜く勘は二八パーセントの比重を占め、また、研究の指導者に求められる能力のなかで、この「勘」の割合が三三パーセントも占めた。

有名な経営コンサルタントの船井幸雄氏は毎日たくさんの経営者からアドバイスを求められる。それに対し瞬時に回答を出すことを要求されてきた船井氏は、問題点に意識を集中した瞬間に「答え」を出すことができるという。そして、考えなければ「答え」が出ないような質問、つまり直感がひらめかない質問については、アドバイスをしないというほど、自分の「直感力」を信頼しているそうである。

研究者、経営者だけではなく、芸術家または政治家たちも強い勘が要求されている。そして、優秀な芸術家、企業家、政治家または研究者はみんな強い勘の持ち主である。たとえ、普通の主婦でも自分にいちばん似合うファッションを選ぶときに、ファッション評論家の理論に頼るよりも自分の直感的な勘に頼ったほうがよい場合が多い。

実は、瞬間的に必要な情報を見出して、正確な判断を下せる「勘」はだれでももっているものだ。ただし、理屈っぽいタイプの人間は常に論理的推理や分析に頼りすぎる傾向があり、結局、必要な情報をかえって見失ってしまう。気功を練習するときに、私たちはいつも「頭をボーッとさせて、まじめに練習しないで、いい加減でやってください」というようなことを強調している。なぜならば、頭が一枚の白い紙に戻ることによって、不必要な情報が排除されて、「勘」が強くなるからである。

悩みを抑えないで――ストレスをどう解消するか

釈迦の悟りの世界は悩みがない世界である。ではどうすればその世界に行けるのであろうか。電車では無理、飛行機やスペースシャトルでもだめ。それは、修練によって「悟り」を開くしかない。

悩みをもっていない人間などいるはずがないので、その悩みを解消するために宗教などの説法を聞きにいく人もたくさんいる。しかし、その場合はだいたい道理はよくわかるが、気持ちはすっきりしない。ただ自分の感情やその悩みを抑えているだけなのである。

何年か前、医者に肺が弱いといわれた方が横浜の気功教室に来た。彼女は練習中もずっと咳が止まらなかった。それを見て、筆者は「アー」（肺に共振できる音声）という音声を発した。それを聞くと、彼女は急に泣き出した。というのは、東洋医学では、悲しむ気持ちと肺が関連しているとみるからだ。彼女は家庭のことで悩んで、それを一生懸命抑えて、結局、悲しみの気持ちがいっぱい詰まって肺が弱くなったのである。悩みはバネのようなもので、抑えれば抑えるほどその反動が強くなってくる。したがって、それを抑えないでありのままに出せば、肺も咳も治るわけである。

もちろん、もっと上達すれば、悩みを「超越」することができる。もっとわかりやすくいうと、その悩み自体がなくなってしまうのである。気功の練習者のなかによくそういう体験をもっている人がいる。

東京の教室に通う主婦の例である。彼女は夫と二人の子供の四人家族で、自分はパートで仕事をしている。気功の練習を始める前に、仕事から家に帰ってきて、子供にグチャグチャにされた部屋の風景を見るとすぐカッと頭にきていたが、気功を練習しはじめてからは、いつのまにか気持ちが非常に落ちついてきた。特に自分を抑えて我慢しているわけではないが、家に戻っていつもの光景を目にしても全然怒らなくなった。普段は、特になにかよいことがなくても、うれしくてたまらないような気分が湧いてくる。

環境としては全然変わっていないが、本人のこころ一つが変われば、すべてが変わるのである。

去年、横浜の一つの教室でアンケート調査を行った。「気功を練習してからなにか感じたか」

との質問に対して、多くの方が「物事にそんなにこだわらなくなった」と答えた。悩みの多くはこだわりからきているものである。説法ではなく、自分の練習を通して悩みを解消することは気功と宗教、あるいは道徳教育との違いである。

気功の健康に対する効果や、頭をよくする効果などについてはよく報道され、それほど理解しにくいことでもないが、この悩みの解消効果は経験した人でなければなかなか理解できないかもしれない。これも気功の不思議である。

百より一

筆者の高校時代の担任の劉鵬飛《りゅうほうひ》先生は、百万人の地域のなかでナンバーワンといわれた物理の先生である。大学受験にあたって、劉先生の教え子はいつも物理の問題が簡単すぎたといっていた。不思議に思っていた人が劉先生にその秘密を尋ねたとき、劉先生がこう答えた。「ほかの先生は一つの問いについて、百の解答方法を教える。僕は百個の問いに対して、一つの解答方法しか教えない。だから問題がどう変わっても、僕の学生が解答できるわけである」。

これは劉先生の高校物理に対する統一理論である。

二〇世紀の科学の巨匠アインシュタインは一般相対性理論を打ち立て、科学の新しい紀元を切り開いた。一般相対性理論は重力場を空間の性質として説明できるが、電磁場の理論をそのまま放置している。この電磁場を重力場と同じく空間の性質として説明できる、統一の理論をつくりあげようというのが統一場理論の研究である。アインシュタインは死ぬまでねばり強くこの統一場理論の研究を続けていた。

科学と同じく、人間も常に人生の多くの問題を一緒に解決できる統一の方法を求めている。しかし現代科学の発達に伴い、個々の問題に対応するそれぞれの方法は増えてきたが、統一方法の影はますます薄くなっている。それを見て天国でいつも泣いている菩薩がいる。その名を「常啼《じょうたい》菩薩」という。常啼菩薩がこう泣いている。

「人間は夢を実現するため、生涯の時間をかけて、家財を尽くし、さまざまな方法を試したが、思い通りにいきませんでした。私にはお金も時間もかからない素晴らしい方法があるが、だれも求めてくれないので、私は非常に悲しい」

この素晴らしい方法はなにかというと、自分自身の心の改革を行う修練の方法である。気功はこのような有効な修練方法の一つである。したがって気功の練習によって、健康の回復、知力の増進、悩みの解消などの効果が同時に得られるわけである。

気功は、まさに人生の「統一場理論」といえよう。

以上のように、人生に対する気功のプラス効果はすでに広く知られている。自分自身の抱えている問題、または身のまわりの問題を解決するため、いま多くの人は気功に目を向けている。話によると、現在、首都圏だけでも二〇〇以上の気功団体があるそうである。気功を練習する人口はどのくらいかわからないが、気功教室のないカルチャーセンターやスポーツセンターはないことは確かである。

しかし気功が広く知られ、普及している一方、気功のミニチュア化、ソフト体操化も進んでいて、商業化されつつある。そのため、多くの気功練習者たちは必ずしも正しい道に進んでいるとはかぎらない。長続きしている気功ブームのなかで、憂慮すべき問題は多い。特に商業化が進んでいくうちに、気功にさまざまな包装が取り付けられ、気功の本来の姿がだんだん見えなくなっている。

昔、中国には有名な教育家がいた。多くの人はその名を仰いで、彼のところに勉強に行った。しかし、彼の教室は特別なものだった。講義のとき、教室の両側に美女が並んでいたのである。受講生の多くがその美女たちに気をとられたために、先生の学問を手にした生徒は結局、少なかった。いまの日本の気功界の状況はそれに似ているように思われる。

気功練習者のなかには気功の中身、気功の本当の価値を知らずに、ただ気功の表面的なもの、あるいは「気功」の名のついた商品に振り回され、気功を練習しながら気功の本来の目的地から遠ざかっていってしまう者がいる。

どうすれば金銭と時間を無駄にせずに、本当の気功が修得できるのか。どうやって気功の本来の姿を保つのか。その解決方法は習う人に本当の気功をわかってもらうしかないのである。

では、気功とはいったいなにか。気功法の練習と健康の間にどういう繋がりがあるのか。どのように入門すればよいのか。それを次の章で述べることにしよう。

第二章

気功の基礎知識

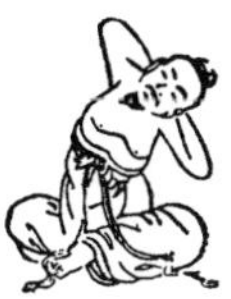

一　気功とはなにか

第一章で話したように、気功をソフト体操として練習する人が少なくない。一方、気功を呼吸法として認識する人も多い。しかし、気功はソフト体操ではなく、単なる呼吸法でもない。では、いったい気功とはなにか。

簡単にいえば、気功は中国流の心身修練の方法である。

世界中にさまざまな心身修練の方法がある。気功を中国流の心身修練の方法というならば、ヨーガはインド流の修練方法である。また、イスラム教には、一般に神秘主義と呼ばれる「スーフィズム」があり、そこで説かれる行法も実に一種の心身修練の方法と見られている。

気功という中国流の心身修練方法は、長い歴史の間に社会の人間との接触を通して、物質文明の進歩に伴い発展し、体系化されてきたものである。各時代、各階層の人に応じて、気功はさまざまな練習法があるが、それぞれの方法はさまざまな人を渡す橋であり、渡し船であって、決して気功の本質ではない。また気功の目的でもない。気功の原点、気功の本質、気功の高度なものは、もっと地味な、もっと単純な、もっと簡易なところにある。

気功の心身修練でいう「心」は意識・精神のことを指すが、その中身は普通一般にいう、頭で考える意識よりもずっと広くて深い。また、その「身」の修練は健康問題も含めているが、それ以上のものもある。

私たちがよく口にする気功は、実は気功法、つまり具体的な修練技術のことであり、いま書店に並んでいる気功練習法の本とか、教室で習った気功健康法とかは、だいたいが気功の練習方法のことである。この気功練習法については、北京中華気功学院の林中鵬先生が次のように定義している。すなわち、気功法は身体の形と呼吸、特に意識の調整を通じて心身の健康を求める方法である。ここでは、気功の練習は意識の調整を中心内容として、少なくとも形・呼吸・意識の三つの要素を含めている。このような狭義の意味での気功は、通常、「小気功」と呼ばれる。

広い意味でいえば、気功は具体的な修練技術だけでなく、飲食、睡眠、運動など日常生活の習慣をも含めて、さらに、自然とはなにか、生命とはなにか、人間はどう生きるべきか、のような宇宙と人生の真実を探究する学問である。このような広い意味での気功は、通常、「大気功」と呼ばれている。

現在、気功はよく健康法の一種として取り入れられている。確かに気功の練習による健康への効果は大きい。しかし、気功は最初から健康だけのためにつくられたものではなく、その究極の目的は科学と同じく、「人類はどこから来て、人はなんのために生きて、天地万物はなにをもって存在するのか」などの謎を解くためのものでもある。気功では、この自然・生命の真実を「道」と呼び、気功の修練を「道を求めること」といい、また、その究極の目的をめざす修練者を「求道者」ともいう。

もちろん世の中の人だれもがアインシュタインのような科学者をめざすわけではない。同様に、気功の練習者もみな「求道者」になる必要はない。ただし、「道」を求めるにしても、健康を求めるにしても、基本の練習法が同じであり、形・呼吸・意識の調整から始めなければならない。

では、どのような動作、どういう呼吸法、あるいはいかなる気功法から始めればよいのか。おそらく、気功を教える人にとっては、これはよく聞かれる質問であろう。

気功の功法（実践法）と動作は数え切れないほど多く、これからさらに増えていくにちがいない。それを全部覚えることはできないし、またその必要もない。肝心なのは、その基本思想がなんであるかをはっきりつかむことである。この点についてわかれば、千変万化する入門気功の功法と動作の要領、目的や効用を把握することができる。

ここで、気功の入門に必要な基礎知識を気功の「一、二、三」とまとめ、それぞれについて説明しよう。

この「一、二、三」は次のようなものである。
一、一つの考え方――全体的・総合的な観念
二、二つの要点――鬆《しょう》・静
三、三つの内容――調身・調息・調心

二　一つの考え方――全体的・総合的な観念

物事をバラバラにして分析する方法は、西洋の現代科学の得意なところである。それによって問題が単純化できるが、それと同時に全体の性質を見落とす恐れも生じてくる。

それに対して、バラバラの現象を透過して、一見なんの関係もないものの内在的な連関を見出し、物事をまとめて「全体的・総合的《ホリスティック》」に把握する考え方は、東洋思想の隅々までに浸透している。この全体的・総合的な方法論は気功のもっとも重要な方法論である。この方法論は、およそ以下のような四つのことを含んでいる。

宇宙の卵——すべてのものは関連している

まず、「すべてのものが関連している」ということが、全体論のもっとも重要な思想である。いま人類のもっている多くの悩みは、それを無視することによって生じたものである。西洋文明の発展から見ればよくわかる。西洋文明の象徴ともいえる蒸気機関、ダイナマイトなどの発明によって、人類は巨大な力を手に入れた。そのため、人類は非常に威張っている。「自然を征服する」というスローガンのもとに、森林を伐採し、無謀な巨大ダムを造り、動物や昆虫を絶滅させる。しかし、自然を征服した結果、異常気象、土地の砂漠化、生態系の破壊など多くの災害が人類自身にもたらされた。このような行動の根底には、「すべてのものが関連している」という事実を無視して、人類だけがよければよいという、独善的な考えがあるからではないか。この「自然を征服する」時代がもうそろそろ終わってもよいのではないか。

自然からの報復を受けた人類が、やっと「共存」の重要性に気づきはじめた。「競争より共存」はこの背景から生まれたスローガンである。だから、共存の思想は単なる人類の慈愛心から発したものではなく、「世界は孤立のものが機械的に集まったものではなく、すべてのものが有機的に関連し合う」という全体論に対する再認識からきたものである。当然、共存の思想は自然に対するものだけではなく、国家同士、企業同士などの間においても同様である。

「自然を征服する」から「自然との共存」への転換は、人類の大きな進歩である。もちろん、これは最終段階でもない。人類、人間が生き残るために、必ず「自然への帰依」の第三段階に進まなければならない。これについてはまた別の機会で話すことにしたい。一応、気功ブームは孤立の社会現象ではなく、その底流には「分析」から「総合」へという時代の鼓動があるのである。

では、この「すべてのものは関連し合う」という考え方はどこからきたのか。

老子は宇宙の由来について、「道は一を生む、一は二を生む、二は三を生む、三は宇宙の万物を生む」と教えてくれた。すなわち、世の中のすべてのものは「道」から生まれてきたのである。また、現代物理学のビッグバン理論は、宇宙が一つの「宇宙の卵」の爆発によって生まれてきたと説明した。

いずれにしろ、宇宙または私たちの住んでいるこの世界のさまざまなものは、すべて一つの卵から生まれてきたのである。したがって、この宇宙、この世のすべてのもの、または事が互いに関連しているのである。地球上に生活している人と人、人と動物、人と環境などはすべて直接、あるいは間接的な関係をもっている。まるで一粒の種から成長してきた一本の大きな樹木と同じで、木の皮も枝も葉も、またその上の虫も茸も全部関係していて、互いに影響し合うのである。

気功の練習もこれと同じであり、ほかの要素を無視して単純な技術的練習をするだけではだめである。たとえば気のパワーだけを高めたいならば、それにふさわしい道徳心も高めなければならない。すべてが相互の連関性をもっているからだ。

「心身統一」と「天人合一」の思想

第一章でも触れたが、全体性思想論のなかで私たちの養生・健康にもっとも深い指導的意義をもつ思想は二つある。その一つは「心身統一論」である。つまり、人間のこころと体を、互いに対立しながらも補って、関連性をもつ一つの全体、と見なす考えである。もう一つは「天人合一論」である。つまり、人体は宇宙の縮図であり、宇宙は人体の拡大図である、という考えである。

宇宙と人体は構造的同一性をもっている。そのために、気功の重要な課題の一つは、内面から体と心を整えてそれを統一させる練習であり、もう一つは、人体の内部環境を自然という外部環境の波動に同調させて、自然のルールに合った生き方をすることである。

聖書の「創世記」の章には、神は自分の姿に似せて人間という生き物を創った、と記してある。そして、科学の進化論が登場した後、人間は猿から進化してきたのか、神に創られたのか、という論争がいまだに続いている。しかし全体論から見れば、二つの説にはなんの矛盾もないと考えられている。もし、神という言葉を「天」または自然・宇宙のような表現と置き換えれば、すべてが明瞭になる。つまり、人間は、天（神・自然・宇宙）から生まれたものであり、天と同じ構造をもっている。

聖書の記述は、古代の人々が天人合一の思想に対する素朴な認識を神話伝説、または比喩の手法を通して表現したものではないか。猿も人間も、すべての生き物は、宇宙によって創り出されて、宇宙と構造的同一性をもっているのである。

心身統一・天人合一のような考え方は、気功の体験があればだれでも実感できる。気功の練習を通して、私たちは自分の体と心を一つであると実感することができ、自分という「小我」が宇宙という「大我」に溶け込むことを実感できるわけである。そして宇宙の隅々まで充満している「気」という生的エネルギーと情報は、体と心、天と人を繋いでいく架け橋なのである。

すべてのものにはプラスとマイナスがある

私たちは常によいものを探しているが、絶対的によいものはこの地球上には存在しない。すべてのものがプラスとマイナス、表と裏、正と反、陰と陽の両面をもっているのである。

日本語の「忘れる」という言葉は中国語で「忘記」という。日本語の場合、「忘れる」はただの忘れるだけであるが、中国語の場合、「忘れる」と同時に「記憶」の要素も含めている。

確かに、なにも忘れなければなにも覚えない。必要のない古いものを忘れることが新しいものを覚える前提条件となっているわけである。だから、「忘れる」もただ単に悪いことではなく、それと同時に覚える意味も入っている。

また、「捨てる」は中国語で「捨得」という。同じく、「捨てる」は捨てるだけではなく、「得る」の条件にもなる。人に利を与えないで自分だけ儲かる商売は長く続くはずがない。

社会は常によい商品の開発に力を注いでいる。しかし、いくらよいものでも、必ずその反面をもっていることを忘れてはならない。たとえば、アメリカの商業雑誌の、未来社会にもっともよく売れる一〇個の商品の予測リストのなかに、「精神を興奮させる毒性のないタバコ」というものがある。これがもし実現したら、疲れを感じる機能のブレーキが取りはずされるために、それによる過労死の人が増えてくるだろう。

苦と楽、正と反、左と右、捨てると得る、忘れると覚える、ないし精神と物質などは、みんな一つのものの分割できない両面である。それを切り離そうとするすべての努力は無駄なことである。

1+1＞2の法則

算数では、1＋1＝2は常識であるが、世の中のことはそう単純ではない。

1＋1＞2という意味は、一つのものプラス一つのもの、この二つのものを合わせると新しいものができている。この新しいものは前の二つのものの性質を含んでいるだけではなく、その二つのものを加えたことにより、さらに新しい性質が生み出されるということである。逆にいうと、ものを分割することによって、その全体のもっている多くの性質は失われてしまう。

漢方薬の例をあげてみよう。漢方薬の効き目には、単なるそのなかの成分だけではなく、採集時期、各成分の比例、煎じるときの火の強さと水の量、服用の時間、患者の体質など多くの要素が含まれている。漢方薬の効能はそれらの総合作用であるが、もしそれらを無視して単なるそのなかの有効成分、いわゆるエキスを抽出するだけで漢方薬を製造するならば、西洋製の「漢方薬」となり、多くの性質が失われてしまう。

実は、気功に対しても同じことが起きている。一体になる気功を分割して、これは五十代の方の気功とか、それは女性のための気功とか、さまざまなものをつくっているうちに、気功の本来の性格は失われてしまう。

このように、すべてのものが関連していること、すべての道理が通じること、すべてのものが「正」と「反」の両面をもっていること、系統の性質がそれを構成する個々のものの性質の簡単な和ではないことなどのような全体的・総合的な考え方は、中国古代思想の原点である。それがわからなければ、東洋文化の神髄が理解できないはずである。

三　二つのリラックス――「放鬆」と「入静」

身近な環境問題――「七情」と「六淫」

東洋文化のあちこちに、以上話してきたような「全体論」の跡が見える。病気についても同じである。病気はさまざまな要因による総合的な結果であり、決して単純な原因で引き起こされるものではない。花粉があちこちに飛んでいても花粉症にならない人もたくさんいる。エイズウイルスに感染しても発病しない例もある。最近、日本人が海外旅行に行って、しばしばコレラに感染することがあるが、現地の住民やほかの国の観光客は感染しなかったという。このような例がたくさんある。

「全体論」で考えれば、健康に影響する要素には天気や風土などのような外部の環境要素と感情などのような体の内部の環境要素が含まれている。外部の環境要素は気功では六淫《ろくいん》という。

六淫――健康に影響する外環境

宇宙のなかのすべてのものごとは、みな「道」から生み出されたもので、人体の内外と自然とは通じ合っており、自然界の一部分である人間が大自然に影響されることは当然だとされている。だから、人間の健康状態は、外部の環境と関係があると考えられるのだ。

もっとも人体に影響している外部環境が「六淫」、つまり、「風、暑、火、湿、燥、寒」という六種類の天候である。

物質文明はこの外部環境の改善に大きく貢献している。また、最近の「自然との共存」の思考も、この外部環境が人間の健康に大きな影響を及ぼすという認識に基づくものである。したがって、環境を破壊してはいけないという認識に、もはや異論はない。

しかし、ここでもう一つ無視されている事実がある。それは人間に対する過保護である。冬は暖房を摂氏二五度、夏の冷房も二五度で快適だが、人間の自己保護能力を低下させた。

天気としては、冬が寒くない場合は暖冬といい、夏が暑くないときは冷夏という。いずれも異常気候で、よいことではない。人間の体もこの大環境に同調している。気候がおかしくなると、体内の気の巡りも影響されるわけである。私たちは冷暖房の過度使用によって自らまわりの環境、すなわち季節のリズムを破壊してしまったのではないだろうか。

したがって、気功の賢者の養生法は、必ず季節や気候の変化に順応するのである。

また、内部の環境要素は気功では七情《しちじょう》という。

七情——健康に影響する内環境

心理要素の生理機能に対する影響が昔から知られている。

中国では、「範進中挙」という有名な物語がある。「挙」は「科挙」のこと。昔の国家試験で、これに合格した人が官僚になれるわけである。範進という人は若いときからそれに挑戦しつづけているが、落第するばかりであった。彼が試験を受けるために仕事がなにもできず、家計はすべて肉屋さんである家内のお父さんに頼っている。日頃から範進はよくその義父に皮肉をいわれ、義父のことをいちばん恐れていた。

五十歳を過ぎた頃であった。四年に一度の全国科挙試験がまた行われて、範進もそれに参加したが、毎度の失敗で、彼はもうそれに期待していなかった。だが、ある日、郵便配達は「中挙」（合格）の通知を彼にもってきた。思いもよらない結果に範進はうれしくて気が狂ってしまった。「受かった、受かった」と叫びながら、町中を走り回った。

どうしようと、家族が困っているところに一人の医者がこう進言した。「彼は喜びが極まって心の気が狂った。それを治すには、腎の気を使わなければならない。心は火のようなもので、腎は水のようなものである。水は火を消すことができるのである。また、腎の気は恐れの感情にかかわるので、彼のいちばん恐れている人を捜して、彼を脅かせばすぐ治る」。それで、みんなは範進の義父に頼んで、彼の頬を平手で思い切り殴ってもらうと、彼は正常に戻った。

これは人間の感情などの心理活動が健康に密接な関係をもっていることをよく示している。先に触れたように、気功または中国医学では、心境などの内的な環境を「七情」と呼ぶが、七情というのは、「喜、怒、憂、思、悲、恐、驚」という七種の心理要素のことである。それらはバランスが取れていれば体によいが、どれかが一方的に行きすぎると健康に害を及ぼす。最近、この情緒の変化に応じて、脳内ホルモンが出されることが明らかになった。たとえば、怒るとノルアドレナリンと呼ばれる毒性の強いホルモンが脳から出される。それは、自然界にある物質では蛇の毒に次ぐ毒性をもっているともいわれ、当然、健康にはよくない。

ある心理学の研究によれば、人間の五〇パーセント以上の病気は、心理的な原因によるものだと考えられている。気功練習の重要な目的の一つは、アンバランスな内的環境を整えることである。

それでは、どのようにして内的な環境を整えることができるのだろうか。

体のリラックス＝「放鬆」

気功は「鬆《しょう》」と「静《せい》」を通じて内的環境を整えるのである。「鬆」は体をリラックスさせることで、「静」は頭をリラックスさせることである。それが、気功鍛錬の二つの重要なポイントである。「放鬆《ほうしょう》」とは体をリラックスさせることで、その重要性を理解するために、まず気の通り道である「経絡《けいらく》」のことから説明しよう。

欠かせない通信網

いまの時代は情報化時代、先進国は情報化社会と呼ばれている。というと、いまの社会は昔よりかなり進み、複雑となり、それを正常に維持するには、以前よりもっとたくさんの情報が必要となる。逆にいえば、情報量の増加と情報伝達システムの発達とともに社会が前進する。いまそうしたことについて考えてみよう。

銀行のお客さんのリストなどの情報が突然、全部消えたら、あるいは全国の電話が一時間使えなくなったら、日本中にどんな混乱が起きるか。そのとき、たとえすべての工場、鉄道、会社の設備が正常であっても、社会が病気になる。すなわち社会の情報あるいは情報システムに乱れが生じたら、たとえその時点で社会の物的構造が正常だとしても、社会の機能が乱れてきて、それがある時間続くと、社会の物的構造も崩壊してしまう。

生物が存在するには三つの条件が欠かせない。第一は物質、第二はエネルギー、そして第三は秩序に関する情報である。人間は高度進化している生命体である。情報の重要性はいうまでもない。気功の治療は情報と情報システムの治療であり、気功の練習による健康回復もこの情報システムの整備から始まる。

「経絡」は人体内部のエネルギーおよび情報のネットワーク

人間の体を一つの社会にたとえれば、いろいろな似かよったシステムの存在がわかる。では、その情報システムはどこにあるのかといえば、それは経絡である。

経絡は、経絡図（四三頁）に示したように、人体中を運行する気血の通り道で、通信ネットワークのように体全体に分布されており、内臓と体表面を相互に接続している。経絡は人体各部分の情報とエネルギーの交流を維持する一つのシステムのようなものである。経絡は主に十二正経、奇経八脈と十五絡に分かれているが、これ以外にもまだ数え切れない孫絡《そんらく》がある。上下に直行する経脈を「経」といい、左右に横行する絡脈を「絡」と呼んでいる。鍼灸師のところに行くと、いつもツボに針を刺す。そのツボは経絡の上にある。

このシステムについて、東洋医学の基礎ともいえる『黄帝内経《こうていだいけい》』は、経絡は「陰陽を調節し、生死を決め、百病を治療することができるので、よく通らなければならない」といって、それに人間の健康や生死において極めて重要な位置を与えた。多くの病気がその経絡システムの乱れからきているものなので、そのシステムの調節を通して、多くの病気が治せるのである。針の治療はその一つである。針をツボに刺し、一定の手法を加え、経絡のなかの「気」の流れを調節する。それによって、病気を治す。その原理さえわかれば、針のかわりに、指でも病気を治すことができる。前に話した馬秀棠先生の気功点穴療法は、このように指を使ってツボを通して経絡を調節する治療法である。

経絡は主に三つの働きがあると考えられる。

(1)経絡は気血を運行させ、「陰陽」を調整する

人体は陰陽のバランスが崩れると病気になる。ならば、陰陽のバランスはどのように調整すればよいのだろうか。

人体の気血は電話回線に流れる電流にたとえることができる。電話回線に電流が流れなければ電話がかけられず、情報の伝達ができなくなる。

世界中のすべての物事が陰（マイナス）と陽（プラス）という両面から形成されている。どんな物事にも必ず陰と陽がある。仮にデパートで商品が足りない状態を「陰」とすれば、商品が多すぎる状態は「陽」となる。市場に物が少なすぎるとインフレが起こり、物が過剰で売り切れない場合、景気後退が起こり、デフレとなる。このように市場供給が不均衡になると、社会全体がまるで病気のようになるわけである。そこで、体のなかを流れる血液が運搬道具のようになり、物が多すぎる場所から少ない場所に運んだり、生産地から物を消費者のところにもっていくような働きもする。

気は商品供給に必要な情報のようなものである。もし全国各地から供給面の情報が入らないと、生産メーカーは生産量を決められないし、仕上げた生産品をどこへ運ぶのかもわからなくなる。通信ネットワークは現代社会にとって重要な意義をもっているので、郵政部門や電話系統になにか故障が生じると、全国的に混乱が起こってしまうであろう。一つの地域の通信系統

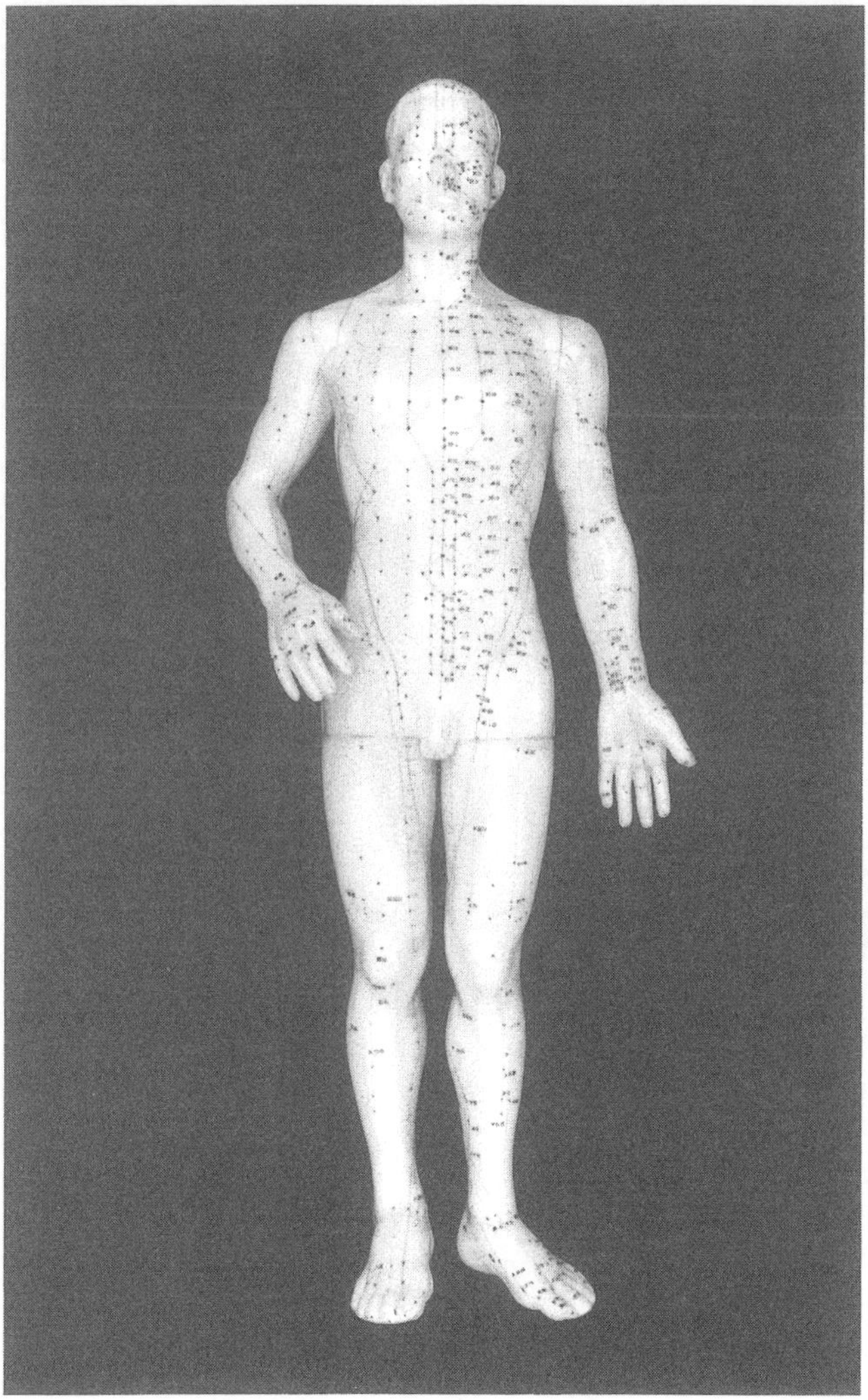

図1　人体の経絡図模型

に故障が出れば、その地域での混乱は避けられない。
経絡はちょうど人体内にある通信ネットワークのようなもので、そこになにか故障が起こると全身および一部分の陰陽均衡に悪影響を及ぼすことになり、体が病気になってしまう。
⑵経絡は病状を観察するのぞき穴と、病気を治療する通路
経絡はネットワークのように、人体内外と五臓六腑とをつないでいる。体内になにか病気が発生するとその病気に関連する経絡を通して体の表面に症状が現れたり、ツボに反応があるはずである。
たとえば、「心経」系に病気がある場合、心経の巡っている沿線にある手のひらに熱痛がみられる。また、腕の内後側がはれあがり、痛みやマヒを感じ、冷えなどの症状が現れる。内臓の症状としては、心臓がドキドキする、記憶力が減退する、イライラする、などのほかに、ヒステリーも現れる。逆にいうと、医者も患者も、経絡という通路を通して病気の分析・診断・治療に当たることができる。さらに鍼灸や気功点穴療法などの治療は直接、人体の経絡やツボを通して行っているのである。
⑶経絡は人体内外の環境を相通じさせ、大宇宙と小宇宙をつなぐ
経絡は、五臓六腑の気の相通と体全体と各部分の陰陽バランスの調節だけではなく、人体（小宇宙）と自然（大宇宙）をつなぐ重要な通路としても働いている。たとえば、気功の「外気

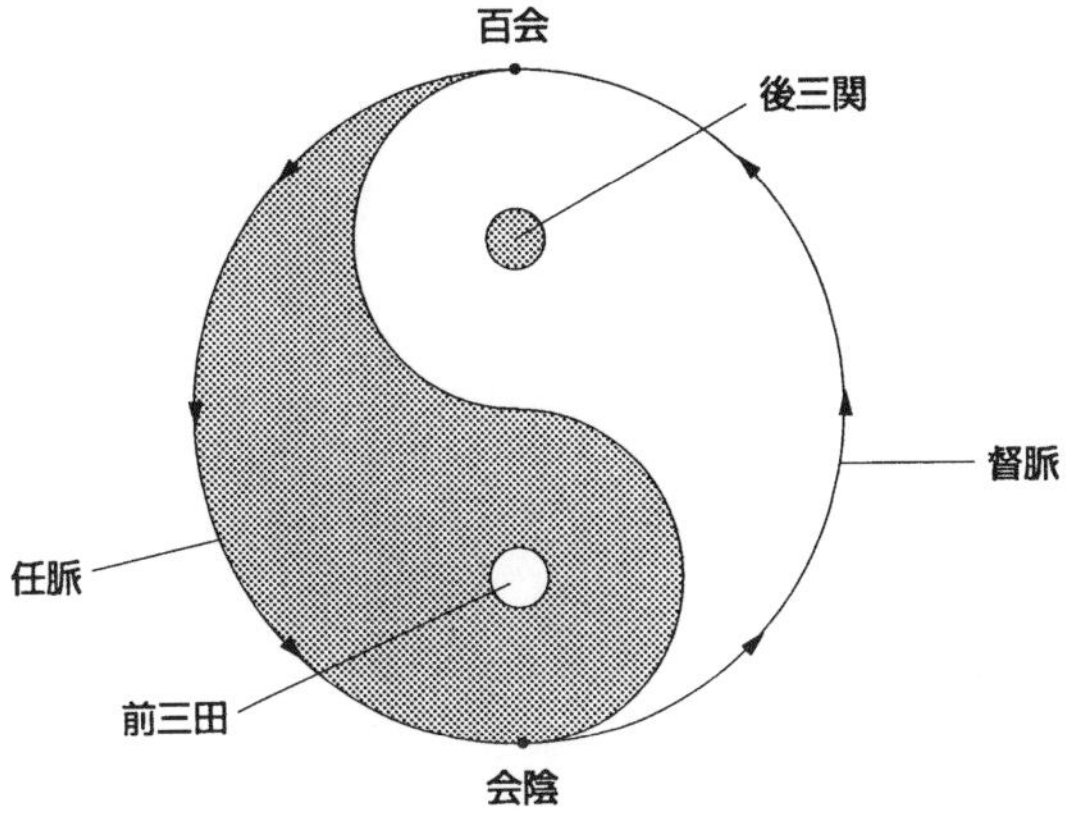

図２　太極図

治療術」は、施術者は経絡を通して外気を相手の人体内まで送る。これもちょうど電話のように、日本国内だけ通話できるのではなくて、遠い外国まで言葉を届かせることができるのである。

この経絡は人体において、神経と血液循環系統などよりももっと基本的なシステムであると主張する現代の学者もいる。経絡を気がスムーズに流れれば、すべての病気が癒される。そのために人間の生死の決め手になると考えられてきた。したがって、私たちは経絡の通りをよくするように注意しなければならない。

放鬆と経絡との関係

これほどまでに人体に影響を与えている経絡は、いったい体内のどこにあるのだろうか。目には見えず、解剖学の手段を用いても見つからない、この経絡は筋肉と筋肉の膜の間にあり、パルス波のような方式で運行し、電気抵抗が小さく、電位が高く、音の伝達がよく、生物の冷光を放射している、などのことは、この十数年の現代物理学の計測からわかった。二〇〇〇年前に中国で知られていたこの体の情報システムが、中国医学（中医薬、鍼灸、按摩推拿《あんますいな》など）の基礎となっているのである。

筋肉が緊張状態になると、経絡の通りに悪い影響を及ぼす。一般には、経絡の気血の流れがスムーズにならないと、その関連部分がはれあがり、痛みを起こしたり、他の器官がしびれるなど、機能減退の症状が引き起こされる。反対に全身各器官がリラックス状態だと、経絡内に滞りない血行促進のための有利な条件がつくり出されることになる。

現代医学の研究から、激しい運動をすると血液の流れが加速されるが、毛細血管の微循環を改善することはできないということがわかっている。しかし、人体がリラックスしている状態になると、毛細血管の血流量が三〇パーセント増加する。これこそ、「気行がよければ、すなわち血行もよくなり、気滞ればすなわち血滞る」ということである。

「放鬆」の一番目の目的は、経絡の通路を改善し、気血の流れをよくすることにある。筋肉、骨格などが緊張している状態だと、緊張という情報が絶えず脳神経を刺激し、その結果、脳がなかなか「入静」状態に入れない。

「放鬆」の二番目の目的は、脳に必要のない刺激を取り除くことにある。それと脳の安静のために、有利な条件をつくり出すことが可能になる。

頭のリラックス＝「入静」

精神をリラックスして、雑念の少ない、あるいは雑念のない状態、いわゆる「無」の状態をつくり出すことを「入静」という。どうして入静が必要なのだろうか。

生命は静止にあり

「生命は運動にあり」という言葉は一つの常識となっている。ある主婦は、町田の気功教室に入ったときに、みんなが静寂とリラックスの雰囲気のなかで静坐・瞑想をしている様子を見てびっくりしたという。なぜかというと、彼女がそれまで通っていた気功教室では、全員が音楽の流れに合わせて中国式ダンスのような体操をしていたので、無為気功の練習風景を見てまさかこれが気功かな、と思わず疑ってしまったからである。

常識そのものは必ずしも真実とはいえない。気功の何千年にもわたる実践によって、生命は静止にあるという真理が示された。気功練習の中心は、静坐（坐禅・瞑想）のような、肢体の運動のなにもない静功にある。

もし、生命は運動にあり、という常識が正しいならば、運動能力が高ければ高いほど体が健康であって寿命が長くなるはずである。しかし、日本の職業別の平均寿命の調査データを見ると、長寿のトップは坐禅などに取り組む和尚で、そして体の動きが少ない学者などもかなりの上位を占めている。これに比べて、もっとも短いのは運動能力のいちばん高いスポーツ選手であった。このようなことは、日本だけではなく、おそらく世界中のどこの国でも共通していることと思われる。また、人間だけではなく、地球上の生き物にも共通しているだろう。

動物界では、もっとも速く走れる動物の一つはチータであり、もっとも運動を嫌い、行動が鈍いのはおそらく亀であろう。しかし、亀の平均寿命はチータよりはるかに長い。このような現象は、人類の祖先が大昔からすでに認識しており、そして、亀などの動物の生態を真似して作られた「亀功《きこう》」のような古い気功法はいくつもある。

アメリカのある大学の学長で、中国系アメリカ人の医学博士は、心臓を休ませる唯一の方法は静功であると宣言した。彼は、八〇〇人の心臓病患者に静功を教えた。そのうち、七〇〇人は気功だけで健康を回復し、ほかの七〇余人は、薬と併用して治した。効果なしの人は二九人だけであった。

彼が行ったもう一つの実験は、静功が人間の大脳皮質のもつ自動調節機能を回復させる唯一の方法であることを証明した。また、ハーバード大学では、七〇〇余人の八十歳以上の老人を四つの組に分けて調査を行った。三年の後の追跡調査によると、静功を練習する組は全員生きているのに対し、他の三つの静功を練習しない組の死亡率は六二・五パーセントに達したことがわかった。

「静」は運動の最高形式

もちろん、「生命は運動にあり」という言葉は、もともと正しいとも考えられる。問題は、私たちが「運動」という言葉をどう理解するかにある。ある大学の教授は、運動について、二つの条件をつけ加えた。一つは、運動というのはスピードがゼロにはならない。もう一つは、運動では力がゼロにはならない。おそらく、ほとんどの人が外形からこの二つの条件をとらえている。つまり、目で見えるようななんらかの手足や体の動きがあれば、それが運動と認められるが、もし目に見える動きがなにもなく（スピードがゼロ）かつ完全なる脱力のようなリラックス状態（力がゼロ）であれば、これは運動ではないと簡単に結論を下せる。

しかし、樹木のことを見ればわかるが、風（力）があれば枝や葉は揺れるが、風のないときでも、静かに立っている木は実に生き生きとして運動している。これは、外見の動きではなく、内在の生命運動である。木は根を通して大地から養分を吸収して、太陽から光を受けて光合成が行われている。また、絶えず酸素を吐き出して二酸化炭素を吸収している。このような目に見えない内なる運動は、枝や葉の動きよりもはるかに高級な運動形式であり、生命の本質を表す運動である。枯れて死んだ樹木でも風が来れば枝は揺れるが、内在の運動は、生きる樹木のみが行うものである。

中国近・現代の著名な武術大師、王郷齋（その弟子・故沢井健一は日本では拳聖と呼ばれている）は次のような一言で静功の本質を語っている。「静は動かぬことにあらず、まさに生き生きとして、止まない動きである（静非不動、乃生生不已之動）」。

気功の実践から見れば、静功は、神経衰弱や高血圧など、心身の緊張による病気によい効果があげられるだけではなく、たとえ肥満症のような病気でも、運動療法以上の効果があげられる。無為気功のダイエット教室のことを例にしてみれば、二カ月一〇回のコースで、参加者の体重は平均五キロ減った。体重が減ったことと同時に、腰痛・肩こり・便秘・口内炎などの症状も治った。また、全コース修了の後、自宅で練習しつづけて、二〇キロ減った方もいる。しかし、このダイエット気功の主な方法は、汗をかかせる運動ではなく、静かに寝て練習する静功である。

生まれつきの健康管理能力をどう取り戻すか

先ほど話したように、健康に影響する主な要素は、人体の内部環境としての「七情」および自然界という外部環境としての「六淫」である。近代の科学技術は外部環境の改善に努力しているものであるのに対し、気功健康法は内部環境の改善を中心とするものである。体は生まれつきのすぐれた健康管理能力をもっている。その力は「経絡」という気のネットワークにある。

しかし、肉体と精神の緊張が続くと、気の運行に支障が生じてくるので、体の健康管理能力が低下してしまう。

健康法としての気功の初歩の目的は、「放鬆」という体のリラックスと「入静」という頭のリラックスを通じて内部環境を整え、気の運行の障害を取り除き、体の健康管理能力を回復させるものである。

健康管理をだれに任せるべきか

私たちの健康に影響する要因を調べてこれを治療することは、いうまでもなく現代医学の重要な仕事である。たとえば、高血圧症は現代人によくある病気で、西洋医学の研究によれば、食事に動物性脂肪を取りすぎると、血液中のコレステロールが高くなり、血管に沈殿するので、高血圧を引き起こす一因になり、また塩分も取りすぎると、高血圧を誘発する原因になる。このような研究によって得られた知識は、私たちの健康管理に役立つものである。

しかし、こうした現代医学知識さえもてば健康管理に万全を尽くせると思うのは、大間違いである。先の血圧の話を例としてみてみよう。

人間の正常な血圧は、だいたい、収縮圧が一一〇〜一四〇mmHg、拡張圧が六〇〜九〇mmHgになるのだが、医学の研究によると、この血圧の維持には約九〇〇個の内外環境の要素がかかわっていることがわかった。また、それらの要素は変わらないものではなく、絶えず変化するものである。たとえば、晴れの日と雨の日では気圧が違う。台風が来ると気圧がぐんと下がる。また一日のなかでも一定ではない。それも血圧に影響する。したがって計算、つまり血圧の調整は一回だけですむわけにはいかず、内外の要素の変化に応じて素早く計算して対応しなければならない。

もし、私たちがこのような現代医学の知識に基づいて、頭を使って自分の血圧を管理しようとしたならば、一日中そのことだけに専念したとしても、自分の血圧をうまくコントロールできずに、かえって高血圧になるかもしれない。というのも、この数百個の要素により構成された連立方程式を解くには、かなり高性能なコンピューターが必要であるからだ。いくら暗算の得意な人でも無理である。

人間として正常に生きるためには、血圧だけではなく、脈拍、体温、白血球の数、中性脂肪の数、血糖値など多くの指標を一定の範囲内に維持しなければならない。このようなものを果たして私たちが頭で管理できるのか、考えるだけで人生が真っ暗になってしまう。

体がすぐれた健康管理能力をもっている

幸い、私たちは生まれつき体のどこかに、この複雑な健康管理をしてくれる超スーパー・コンピューターをもっている。また、コンピューターというハードだけでなく、計算プログラムというソフトももっている。さらに、計算に欠かせない内外環境のデータもそろっている。

この健康管理のシステムがあるから、人間は自然治癒力と自己保護力をもっているのである。体が疲れたら眠くなり、体を動かすエネルギーが足りなくなったら食べ物を食べたくなる。これは自己保護力である。病気になったら、たとえ薬を飲まなくても自然に治る。これは自然治癒力である。

この健康を維持する知恵と健康を管理する能力は、生まれた後の勉強の積み重ねによって得た知識ではなく、何百万年もしくは何億年も前から、人類または生物の進化過程のなかで獲得した遺伝的因子として、ずっと人体のなかに仕込まれたものである。

気功では、このような人の素質や教育水準、方法、経験などとはいっさい関係ない、人間の生まれつきの知恵を「元神《げんしん》」(先天的な意識)と呼ぶ。それに対して、生まれた後に勉強や経験などにより得られた知識の総括を「識神《しきしん》」と称する。

識神が強ければ強いほど、その人は社会的な成功をおさめることができる。しかし、そのために代償を払わなければならない。有名になるために、お金持ちになるために、学問をよくするために、いずれも身体のエネルギーを支出しなければならない。もし、その支出がある限度を超えると、生命活動の正常な運営に必要なエネルギーまで支出してしまう。したがって、身体の調子を崩し、病気になる。そして、身体の調子がある程度悪化すると、識神も機能しなくなる。たとえば、年寄りの人には、よく記憶力の減退やボケが発生する。これは識神の機能障害である。反対に元神をよく養うと、生命の活動が盛んになる。また、身体がよくなればなるほど識神がよく働くようになる。

その「元神」のお陰で、私たちが文盲であったとしても高等教育を受けた人と同じく正常な血圧、体温などを維持できる。そのため、人間は現代医学の知識のない時代でも生き残ってきた。また、そのお陰で、私たちは本を読んだり、仕事をしたり、旅行したり、デートしたりする余裕ができていて、人生を楽しむことができるわけなのである。

生まれつきの健康管理能力がなぜ低下したのか

現代人の体の健康管理能力は相当に低下している。その原因はどこにあるのか。一つは、頭が賢くなる一方で、修養が足りない。二つめは、頭が休まず回転しすぎる。三つめは、五官を刺激しすぎる。一言でいうと、頭の使いすぎは体の健康管理能力を低下させる最大の原因である。

現代の医学研究によると、思考という精神活動を含め、あらゆる反射（反応）はすべて神経細胞の興奮状態に依存するという。それらの興奮は体のエネルギーと重要な物質の異常消耗を伴っているものであるから、長く続いたり、強烈だったりすると、体の機能障害を誘発することになる。したがって、人間にとって神経細胞の抑制状態も欠かせないものであるが、現代人のこの本能は低下している。

気功練習の第一歩はこの本能の回復をめざしている。

実験によると、頭をリラックスさせて、「雑念」のない「入静」という気功状態に入れば、腹鳴音が増大し、呼吸の回数が減少する。酸素の消費量は二〇パーセントほど減り、体の基礎代謝が低下する。そのとき交感神経の興奮が低下し、副交感神経の興奮が向上し、脳波のα波が活発になる。体が体内の秩序の回復とエネルギーの蓄積状態に入り、健康状態づくりに働く。

では、どうやって放鬆と入静を実現するのか。

四　三つの調節――調身・調息・調心

放鬆と入静の二つの要求を達成する手段は「三調《さんちょう》」である。「三調」とは、調身《ちょうしん》（姿勢を調整する）、調息《ちょうそく》（呼吸を調整する）、調心《ちょうしん》（意識を調整する）のことで、気功文献のなかではよく「形・気・意」または「精・気・神」と呼んでいる。気功の健康法は調心を中心とする三調を通じて、心身のバランスを最良の状態にコントロールする方法とも定義される。

どんな運動でも形と呼吸および意識を調整する内容があるが、その目的はそれぞれ異なる。気功の形（調身）は、競技体操のように美しい姿をつくるためのものでもなければ、ボディビルのようにモリモリの筋肉をつくるためのものでもない。気功のなかのあらゆるポーズは、すべて身体をリラックスさせ、経絡という気の通り道を気がよく通れるようにするためのものである。身体がリラックスでき、気がよく通る形であれば、気功の形として認められるが、そうでない場合はいくら美しく見えても気功の形とはいえない。

気功の呼吸（調息）は、一方は、放鬆と入静のための手段であるが、もう一方では、体の内気という生命のエネルギーを貯える重要な手段である。

また、気功の意識の調整（調心）は、イメージトレーニングではない。意識を使うよりも意識を除き、集中させることよりもリラックスさせることがポイントとなる。頭を使わないことによって識神の活動を抑え、元神の働きを活性化させることが、気功の調心の目的である。

以上の三調はバラバラな存在ではなく、調心を中心に互いに密接な関係をもって一つの全体をなしている。

これから、説明しやすくするために、次の章から「気功の形」と「気功の呼吸」および「気功の意識」に分けて話を進めることにしよう。

第三章　気功の形

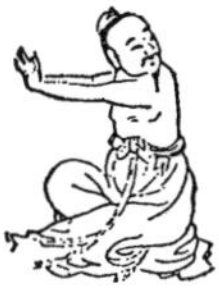

一　形は「放鬆」と「入静」の手段

さまざまな形

「放鬆」という身体のリラックスを達成するためには、身体の姿勢を調整しなければならない。これは「調身」といい、身体の形を調整することである。

人間の想像力は形にはまらず、限りなく豊富であるが、その想像力を宿している身体には形がある。気功そのものは形がないが、生身の人間が気功を練習するときには、やはりなんらかの形がなければならない。気功の練習のみでなく、私たちの日常生活のすべてには形がある。ご飯を食べるときには、坐る姿勢やお箸をもつ姿勢があり、たとえ熟睡中、いびきをかいているときでも形がある。気功練習の形もこれらの日常生活のなかの形と同じである。

では、気功にはどういう形があるのか。

生活のなかで人間は、大別して「歩く・立つ・坐る・寝る」という四つの姿勢を取っている。気功も同様で、具体的な練功の姿勢は数え切れないほど多いが、おおまかには行功《ぎょう》（行歩式）、站《たん》功（立式）、坐《ざ》功（坐式）、寝《しん》功（臥式）の四つの形に分けられる。また、それぞれの形は、練習するときに見える動きがあるかないかによって、「動功《どうこう》」と「静功《せいこう》」に分かれる。

動きの見える方法は動功といい、動きのない方法は静功という。たとえば、静かに立って練習することは「站椿《たんとう》」、静かに坐って練習することは「静坐」と呼ばれる。気功の形は日常生活からくるものだが、気功の形である以上、気功なりの要領がある。

経絡と丹田

要領といえば、気功練習の経験者なら、だれでもわかっているはずであるが、話をしやすくするために、筆者の『中国気功健康法』(成美堂出版、一九九二年)に書いた站椿の一種――太極椿を例として挙げてみる。(六一頁の図3参照)

初めての方はこの要領に従って立ってみれば、そう簡単なことではないことがわかるであろう。また、体操などの立場からみると、この姿勢は決して美しいとはいえない。一人で公園で練習すると、「へん」と思われることもあるかもしれない。

では、このような妙な形を取る理由はどこにあるのか。

一つは、体内の気の巡りをよくするためである。

二つめは、体内の気と体外の気、つまり人体という小宇宙と自然という大宇宙を結びつけるためである。これは主に「手印《しゅいん》」を通じて実現する。

ここでその第一の理由について説明する。手印に関してはまた別の機会にお話しすることにしたい。

第二章で話したように、人間の体には経絡という気の通り道がある。気が経絡に流れて、情報やエネルギーが全身に伝わって、体のバランスを維持する。気の巡りが悪くなると、体のバランスが崩れて病状が現れてくる。この経絡が地球上の川と同じく、大きいものもあるし、小さいものもある。

そのなかでいちばん大きく、いちばん重要な役割を果たしている二本の経絡がある。その一本は督脈《とくみゃく》といい、会陰穴《えいんけつ》から背骨に沿って上顎（口のなか）まで流れている。もう一本は同じ会陰穴から体の前の正中線に沿って舌の下まで流れて、それは任脈《にんみゃく》という。この二本の経絡がほかの経絡を統括し、健康や生命に大きく影響するので、多くの気功法はまずそれらの巡りを改善することから始める。

第二章でも話したように、経絡は筋肉の隙間を流れていて、体の姿勢がその流れに影響する。通常の姿勢の場合、背骨に沿って上っていく督脈には三箇所、気の通りにくいところがある。一箇所は尾てい骨のところで、「尾閭関《びろかん》」といい、もう一箇所は肩甲骨の間で、「夾脊関《きょうせきかん》」といい、いちばん上の一箇所は後頭部の骨の下にあり、「玉枕関《ぎょくちんかん》」という。「関」というのは、昔の関所のように、通りにくい場所のことである（六三頁の図4参照）。

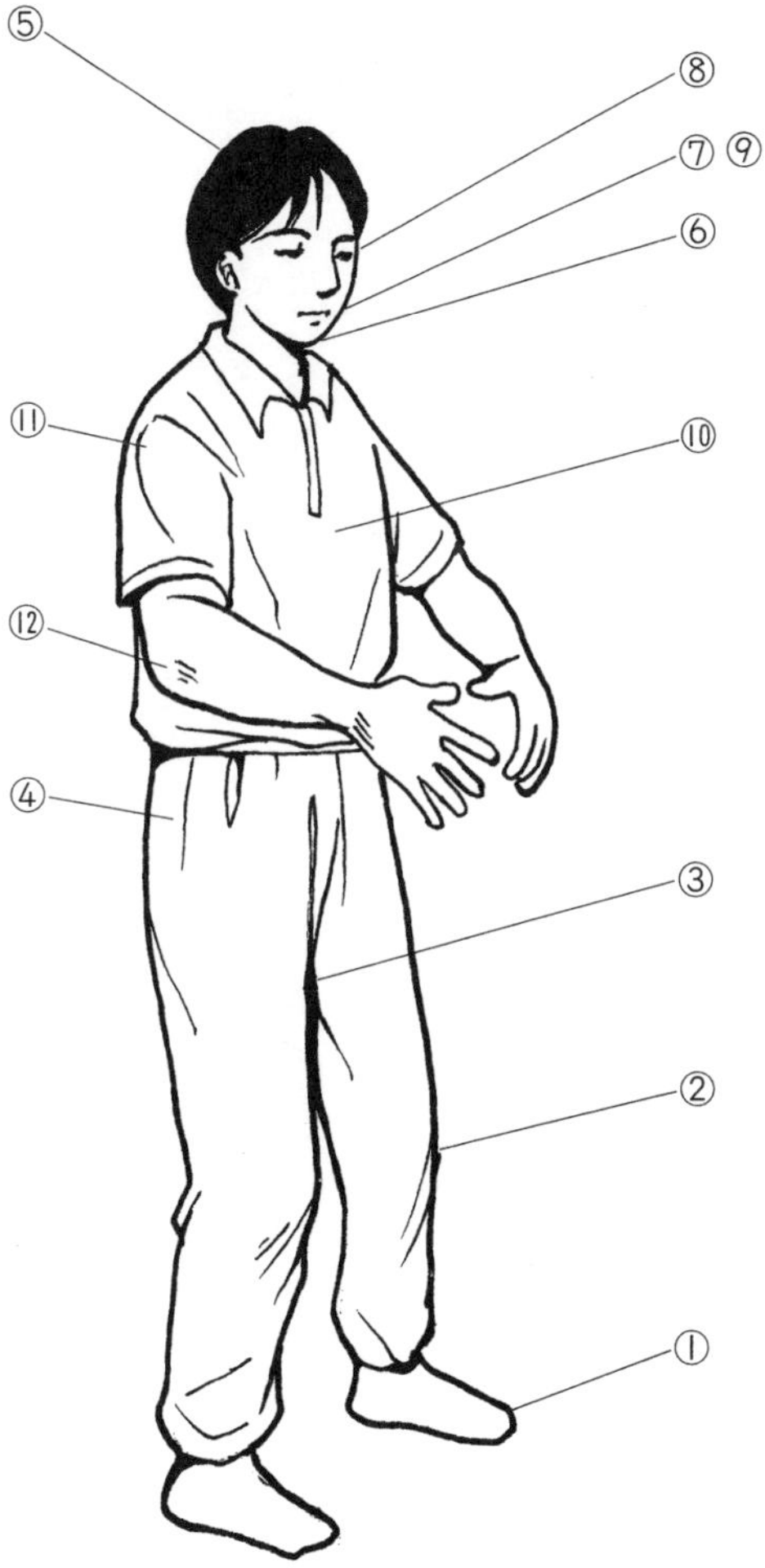

①両足を平行にし、肩幅くらいに開いて立ち、体重を均等に両足にかけるようにする。
②ひざをやや曲げる。
③内股の形を半円になるようにする（馬にまたがるように）。
④骨盤と腰の力を抜く。
⑤頭頂部が空から吊るした細い糸につながれているように、背骨を自然に伸ばす。
⑥顎をやや喉のほうに引く。
⑦舌先を軽く上歯茎につける。
⑧両目は一筋の光が流れ込むくらいに開いて、下丹田をぼんやり見ているようにする。
⑨上下の歯は自然に軽く合わせる。
⑩胸を張らないようにする。
⑪肩の力を抜く。
⑫肘と腕をゆるめて、両手でボールを抱くように下丹田の前に置いて、肩甲骨をやや左右に広げる。

図３　太極椿

高速道路にたとえると、それはちょうど料金所や道路の合流するところである。車は料金所や道路の合流点に来ると、必ずスピードを落とす。これらの場所が渋滞しやすいところである。渋滞をさせないために、これらのところの道をもっと拡げて、ゲートの数をもっと増やす必要がある。これと同じく、気の流れをスムーズにするには、経絡の通りにくいところをもっと拡げて、もっとリラックスさせなければならない。気功の姿勢はそれを実現するためのものである。

また、体の前の正中線に沿って、上丹田《じょうたんでん》・中《ちゅう》丹田・下《げ》丹田という三つの重要な気（エネルギー）の貯水池が並んでいる。下丹田の気は人間の生まれつきのエネルギーであり、上丹田の気は、人間の智恵と深くかかわっている。体の後ろにある三つの関が高速道路の料金所だとすれば、体の前面にある三つの丹田は、燃料を補充するガソリンスタンドと考えられる。

太極椿の要領①～④は第一の料金所「尾閭関」を通すためのものである。赤ちゃんの尾てい骨は柔らかくて固まっていない。そのため気がよく通る。しかし、大人になると、腰によく負担がかかり、常に緊張しているので、尾てい骨も固まって、気の通りが悪くなっている。「両足を平行にして、肩幅くらいに開いて立ち、上半身の体重をそのまま足に伝え、腰の力を抜く」という要領で立つと、体重から腰にかかる負担が小さくなっているので、腰がリラックスでき、気の通りもよくなるわけである。

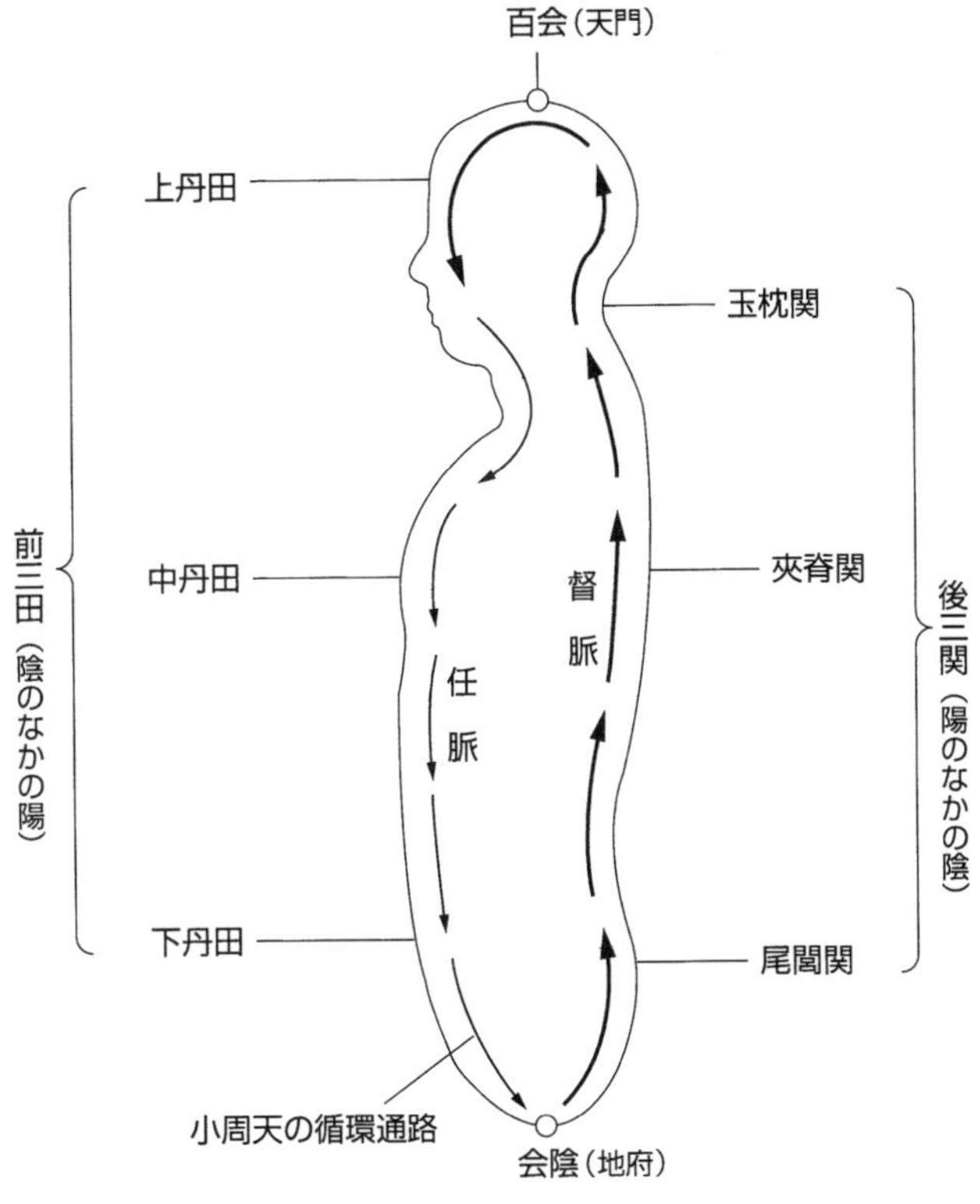

百会（天門）
上丹田
玉枕関
前三田（陰のなかの陽）
中丹田
夾脊関
後三関（陽のなかの陰）
督
脈
任
脈
下丹田
尾閭関
小周天の循環通路
会陰（地府）

図４　小周天図

要領⑤は、背骨をリラックスした状態で伸ばす方法である。背筋をぴんと張れば、背骨を伸ばすことができるが、同時に筋肉も緊張してしまうから、気の流れによくない。しかし、細い糸で頭が吊るされ、体が下のほうにぶら下がっているようにイメージすれば、背骨はリラックスした状態で自然に伸ばすことができるので、気の巡りもスムーズになる。

要領⑩〜⑫は、主に肩甲骨を左右に開き、第二の料金所「夾脊関」を通すためのものである。もちろん、これも力で開くことではなく、「肩の力を抜いて、胸を張らず背中の筋肉を左右にやや広げる」などの一連の操作を通して、骨と筋肉のリラックスの状態で肩甲骨を開くものである。

気がさらに上に流れると、今度は第三の料金所「玉枕関」に当たる。「玉枕関」は脳にも近く、意識の影響をもろに受けるので、特に気の通りにくい場所といわれている。そちらの気の巡りをよくするには、一方で、頭をリラックスさせなければならない。もう一方で、要領⑥のように顎をのど側にやや引くことによって、気の通り道を開いて渋滞させないようにする。

さらに、前後に別々に走っている「任脈」と「督脈」をつないで効率よく回すために、要領⑦のような「上下の歯は軽く合わせ、舌先を自然に上の歯茎につける」という形が採用された。ここで、舌は渡し橋の役割を果たして、口の上、下に分かれている二本の経絡を互いに交える。それによって気が「任脈」と「督脈」のなかを流れる効率を高めることができる。

なお要領⑧は、視線の調節を通して、意識を上丹田から下へ導き、中丹田の場所を経由して下丹田にたどり着く。この方法は、気功では「三田合一《さんでんごういつ》」という。意識は常に丹田に注ぐことによって、体の内部の生命エネルギーが自然に満ちあふれてくる。これは、ちょうど車にガソリンを補充するのと同じである。

このような要領は立式だけではなく、坐式、臥式および行歩式でも基本的に同じである。たとえば、歩くときには、「関節を緩め、筋肉をやわらげ、こころをリラックスして調和を図る」(緩節柔筋而心調)が求められ、寝るときには、「気がスムーズに流れる」(行気如九曲珠)姿勢が望まれている。形が変わっても、その原理は一つである。

以上、静功の一つを例にしたが、動功の場合も同じである。基本的には、気をスムーズに流すことを主な目的としている。全体から見れば、静功と動功は互いに陰と陽の関係にあり、体の健康のためにそれぞれの役割を分担している。体が大地だとすれば、静功はちょうど大地にある湖に水をためるようなもので、エネルギーを蓄積する役割を中心としている。これに対し、動功は、湖のなかの水(気)を河床や溝(経絡)にスムーズに流して、大地を灌漑することにたとえることができる。

いま世の中に流行っている東洋的な健康法を調べると、その有効な部分はすべて気の流れに関係している。だから、「気の流れる道を通りやすくする」という気功の形の本当の意味さえわかれば、気功だけではなく、世の中の数多くの東洋式健康法の真贋を見分けることができる。

どのような形がいちばんよいのか

これは初心者のいちばん関心のある問題である。難しい問題であるが、答えは非常に簡単である。

好きな形がいちばんよい形である。

ただし、自分のいちばん好きな形が見つかるまでは、以下の意見が参考になる。

一、初めての場合はいくつかの方法をミックスして練習するのが効果的である。練習中にいちばん自分に適する方法を選び出して、それを続けてやればよい。

二、一般的にいうと姿勢は、身体の状態が比較的よい場合や、病気の人は病状が軽い場合、站功または行歩功の練習から始めたほうがよいのだが、身体虚弱な人や長く立てない人は坐式功法を主として、立式と合わせて練習したほうがよい。

三、精神状態が不安定な人、なかなか頭が静かにならない人は、とりあえず動功を練習し、精神状態が平穏になってから静功を始めたほうがよい。

四、一般的には、動功は経絡を気がよく流れるようにする効果は大きいが、気を養う（エネルギーを蓄積する）効果は静功には及ばない。すべての生命が静的な状態で発生・成長し、動的な状態で消耗される。したがって、静功はすべての修練方法にとって根本的な方法であり、重視しなければならない。

このように、気功の初めての形は、立式でも、坐式でも、動きのあるものでも、静かなものでも、主に身体をリラックスさせ、気が流れやすい状態をつくるために作られたのものである。初めてのときはそれに従って練習しなければならない。無理がなく、リラックスした状態のもとでできるだけいい加減にやれば、上達の早道につながる。

しかし、気は生き物であり、決まった形がいつも最善の形とはかぎらないのである。

二　気は気の通りやすい形を作ってくれる

川は水によって作られた

川の水をよく流し、洪水にならないように、川沿いの人間が常に河川の整備工事をしている。自然界では、水自体も川の流路を整理している。特に水量の多いときに。気功はこれと同じである。私たちが気功の形に従って気功を練習することは、川の整備工事を行うことである。一方、自然界と同じく、練習によって気が充実してくると、気そのものが経絡という気の流れ道を整理してくれる。

気功の練習者は、たいてい「自発動《じはつどう》」という言葉を知っている。また、自発動を経験した人も多い。自発動とは、練習中に身体が勝手に動きだすことである。勝手といっても気持ちがいいからそう動きたいのである。その動きが小さいときもあるし、大きいときもある。自分の意志に関係なく、ときには本人にとって普段は絶対にできない美しい姿、あるいは難しい動きが現れて、まわりの人や本人を驚かすこともある。この自発動によって持病や難病が治ったケースも多くある。それでは、自発動とはいったいどういうことであろうか。

気は経絡を通してくれる

これは充実してきた気の働きによるものである。

身体と頭のリラックスした状態では、生命のエネルギーが蓄積され、気が充実してくる。まるで川の水が増えてくるときと同じく、力強く経絡に流れていく。経絡に詰まっているところがあれば、気がそちらに攻めて、いろいろな反応を起こす。自発動がその反応の一つである。

前に話したように、経絡が筋肉などの隙間を流れている。姿勢が変わると、筋肉の相対位置も変わり、隙間の大きさが変わってくる。よって、気の流れやすさも変わってくる。

決まった形というのは、一般には主要経絡の気を流れやすくするために作られたものであり、必ずしもすべての経絡に同時に適用できるものではない。そのため、気が患部（詰まっているところ）にきたら、身体が自動的に患部の姿勢を調整し、いちばん通りやすい状態を作ってくれるのである。この自動的に形を調整することが「自発動」である。練習中にこのような身体の自発的な動きが出てきたら、それに従って動くほうがよい。無理に決まった形を維持すると、かえって気の流れを妨げることになるからだ。

以前、神田の気功練習会で、一人の初心者の女性が筆者の気を受けた後、太極拳を練習した経験がまったくないのに、身体が勝手に太極拳の「雲手」という動作を繰り返したことがある。その動きは一年以上の太極拳経験者よりも美しかった。後で聞いたら、この女性はひどい肩凝りだったことがわかった。彼女は筆者の気を受けて、気の流れが充実したのである。力強く流れる気が彼女の凝っている肩に攻めていくときに、「雲手」という肩を中心とする太極拳の動きが自発的に出てきたのである。つまり、気が気の通りやすい形を作ってくれるのである。この場合、決まった形にこだわらずに身体の本能に従うのが上達のコツである。

自発動は動物の本能である

この自発動はもともと動物のもっとも基本的な本能である。日光浴している猫はよく身体を伸ばして左右にぐるぐる回す。それは気持ちがいいからだろう。これは猫の自発動である。人間もたまには自発動をする。長く坐ると、自然にあくびをして背筋を伸ばすことは自発動の一つである。ただし、人間はまわりの環境などに束縛され、猫のような思い切りの自発動が普段なかなかできないから、身体中に気が詰まっているところも多いわけである。そのため、気功の練習中に環境の束縛から解放されて、気が充実してきた身体が、よく自発動を起こして気の流れ道を調整することがある。これは人間（動物も）のもつ自然治癒力の一つの現れでもある。

この人間の本能に対しては、世の中に誤解が多い。気功練習者の全員が必ずしもこれを正しく理解しているわけではない。一部の人はこの自発動が副作用につながると考えていて、自発動のことを恐れている。逆に、この自発動が上達のシンボルと思って、自発動を求めている人もいる。昔、日本流の修行法のなかでは、自発動のことが霊動とも呼ばれていたことがある。なにかの神や霊的力に操られて動いているのではないかと心配する人もいる。また、宗教のなかにこの自発動を神秘現象として利用するところもある。

以上に話したように、この自発動は人間の自然治癒力の一部であり、神秘現象ではない。気功の練習中に自発動が出てくることはよくあるが、それを恐れる必要はまったくない。気が自分の流れる道を整理してくれるからである。しかし、「もっと動いてほしい」という気持ちはもってはいけない。喜んで、もっと動いてほしいという気持ちになったら、身体は当然もっと動いてくれるが、前節で話したように、動きは気を使うから、必要以上に身体を動かしすぎると、余計な気の消耗になるので、エネルギーの蓄積には不利である。したがって、自発動、広げていえば、私たちの身体と気持ちのすべてについて、「求めず、抑えず、恐れず、喜ばず」、つまり、平常心をもって物事に執着しないことが気功のなかで強調される基本原則の一つである。

三　真の禅と偽の禅

自然こそ一番

いま日本では、気功健康法は非常に人気がある。気功の本もたくさん出版され、気功教室もあふれるほどある。一〇冊の本を見たら、同じ姿勢を書いてある本はないと思う。一〇軒の教室を回ったら、同様な形を教えるところもないであろう。どれが正しいのか、あるいはどれがいちばん正しいのか。これは初心者がよく抱く疑問でもある。

ご飯を食べる姿勢が正しいかどうか、その判別の基準は何であろうか。これは、ご飯を食べる人が楽に坐れ、ご飯を食べやすくして、胃腸に負担がかからないようにすることであろう。寝る姿勢についても同様で、心臓に負担がかからないように、寝る人が気持ちよく眠られればそれでよい。気功の形もこれとまったく同じである。いかに肉体と精神をリラックスできるか、気の流れをいかにスムーズに流せられるか、といったことが気功の形の目的である。歩くときや食べるとき、寝るときと同じく、気功の形の本来の姿は、作為性をなくして自然に戻ることである。

以上のことは、もともと大変わかりやすいことで、わざわざ説明する必要もないと思っているが、実際のところ、修練の道において気功の形についての誤った認識はあまりにも多いのである。

坐禅と棒喝

筆者が日本に来て以来、お父さんとお母さんと思っている夫婦がいるが、彼らはいろいろ社会福祉事業や国際交流事業に携わって、身体障害者などの面倒をよくみている。そのお父さんは仏教哲学が大好きで、よく仏教哲学の講義を聞きにいく。たまには坐禅の講習会にも参加する。ある日、お父さんは喜んで自分の坐禅体験を話してくれた。木の床で、坐禅の姿勢を取り、背骨をまっすぐ伸ばして、ピクリとも動かずに我慢していたが、時間がたつと、だんだん眠くなってきて身体を緩めたところ、バシッと肩をお坊さんの棒で叩かれたという。坐禅会から帰った後、何日間もひざが痛いといっていた。

筆者の知っているかぎり、日本ではこのような形で広く坐禅が行われている。もちろん、坐禅によって身体を壊した事例は日本では少なくない。そして、日本だけではなく、台湾でも物質生活の豊かさに伴って見失ってしまった、精神世界のなにかを見つけようという風潮があって、ここ何年かの間、坐禅は非常に流行となっている。閣僚たる国防部長も坐禅に熱中して、これが一時、マスコミや国会で論争を引き起こしたことさえある。

台湾の坐禅は日本で想像する以上のものとなっている。台湾では、坐禅は「坐七」と呼ばれている。つまり、一週間、寝食を断って坐りつづけるのである。坐禅の実際経験のまったくない大勢の素人が、一週間もこのように坐りつづけることが、どういう結果をもたらすか、想像にかたくないであろう。身体の調子を崩した人や、精神分裂症に陥った人、つまり、いわゆる「禅病」の問題が絶えず出ているのである。

坐禅は修行の形の姿勢の一つであるが、その本当の姿は形のなかには見えない。坐禅の練習は、熟達者の厳格な指導がなければならない。本当の坐禅は、一時の社会的な流行でもないし、特定の宗教の儀式でもない。また、我慢強さを比べるスポーツ試合大会でもない。

棒で肩を叩くという方法は、仏教の禅宗の「棒喝《ぼうかつ》」という方法から来たものである。「棒喝」は、「棒」と「喝」という二種類の方法がある。棒というのは、棒で叩く方法で、喝というのは、大声で叱ることである。昔、禅宗のお坊さんは、禅を習いに来た初心者の提出した疑問に対して、言葉で答えず、棒で叩くか、または大声で叱るかした。なぜかというと、禅は言葉で説明できるものではなく、お茶と同じで、自分が飲まなければその味を知ることはできないからだ。理屈ではなく実践で悟る、ということは、棒喝の物語が私たちに示した真理である。しかし、現在、多くの坐禅会では、棒で肩を叩くことが練習者の姿勢を矯正する方法として使われている。棒をもって練習者の姿を見つめながら会場を巡る指導者の姿は、木刀をもって道場で弟子たちの練習を監督している武術の師範の姿を想起させる。

もし練習者がただ坐禅の姿勢を真似して坐っているだけならば、棒で叩かれても、ただ肩に痛みが残るだけで大事には至らない。しかし、もし坐禅者の姿勢はいい加減だが、精神は深い禅定（入静）の状態に入っているときに棒で叩かれたら、大変なことになりかねない。深い禅定の状態に入った人が叩かれたら、「驚功《きょうこう》」と呼ばれる一種のひどい気功偏差状態（副作用が生じる状態）に陥る可能性が高いからだ。坐禅の指導者たちは、このことをよく理解して棒を引き出しのなかに収めて大切に保管しておくべきだと思う。

中国の宋の時代、王重陽という気功の大先生がいた。彼がいうには、真と偽の二種類の坐禅がある。しっかりした坐禅の姿勢を組んで、身体はビクとも動かないが、頭にはさまざまな雑念が浮かんでいる。これは偽坐禅である。真坐禅は、形にとらわれず、歩いても、話しても、仕事をしても、こころが静かで穏やかになることである。

お寺に行けばわかるが、仏像にはきちんと坐禅を組んだ姿勢のものもあるし、足をひざにのせて、手を頬に当て、いい加減に坐っているものや、伸び伸び寝ているものなど、姿勢にもたくさんの種類がある。姿勢は練習のためのものであるが、練習は姿勢を作るためのものではない。このことは、すべてのことについていえる。武道のこと、スポーツのこと、芸術のこと、学問のこと、食事のこと、歩くこと、寝ること、すべて同じ原理である。

初めて教室に通った人のなかで、上達しにくいのは形のできない人ではなく、形にこだわりのある人である。横浜のある気功の教室に新しい方がいて、とても礼儀正しい方であるが、練習するときにもいつもまっすぐ坐って、大まじめにやっている。これを見て、担当の講師が「疲れたら寝てもいいよ」と声をかけたら、「いや、せっかく来たので、まじめにやらなければならない」と遠慮していた。まわりの練習者は、坐ったり、寝たり、立ったり、動いたり、大きなアクビをしたり、いびきをかいて気持ちよく寝ている人さえいて、それぞれリラックスをして自分勝手にやっている。その影響を受けてか、三回目に教室に通うときには、その方ももっと力が抜けて横になれるようになった。これは大きな進歩である。

もう一人の方は、ひどい不眠症のために教室に通っていたが、最初から、大変まじめに練習している。そして、筆者は彼女を寝かせるために、あるツボにちょっと気を注いだら、彼女は体から力が抜けていくように椅子に倒れた。それでよかったと思ったら、しばらくすると彼女はまたむりやりに起きあがった。仕方なく筆者は先よりもっと強い気を出して彼女を寝かせた。練習が終わると、こんなによく眠れたのは久しぶりだ、と彼女は喜んでいた。

しかし翌日、電話があった。それは、教室で思わず寝てしまい、まじめに練習しなかったことについての謝りの電話だった。もともと、不眠症を治すために気功を練習したのだから、眠れるようになったことは、最高の成果ではないか。また、眠れるようになったコツは、まさにそのふまじめさにあるのではないか。このことがわかって、現在、彼女はとても上達してきて、不眠症だけではなく、長年の間、悩んでいる家庭関係もよくなってきた。

無為という道理は極めて深いが、初心者に対して、筆者は、とりあえず「いい加減でやってください」という一言を繰り返し強調している。気功の練習にとって、形を覚える前に、まず、形を無視しなければならない。気功の言葉でいえば、形を破ることである。形を破ることによって、初めて形の本当の意味がわかる。無為気功の教室に来た人のなかで、このように最初はまじめであるが、通っているうちにだんだんいい加減になってきて、柔軟性を回復した事例がたくさんある。

気功の練習だけではなく、私たちのまわりには、さまざまな見える、見えない形が充満している。礼儀の作法や花の生け方、お茶の飲み方、和服の着方、帯の結び方、笑い方、歩き方、言葉の使い方、箸の持ち方……それぞれの形には存在する理由があるが、一方、私たちは常にこれらの形に縛られて、こころの自由が失われていくのである。

毎日欠かさずご飯を食べることだけを見ても、さまざまな形＝ルールがある。インド料理は手で食べるが、中国や日本料理は箸を使う。西洋料理はナイフ、フォークとスプーンを使う。国や地域によってさまざまな違いがある。日本や西洋では、食事中に大きなゲップをすることは大変失礼なことであると思われるが、東南アジアのある民族の間では、招待されたお客が食べ終わったころに大きなゲップをしないと、主人はお客が食事を気に入らない、満腹にならないと思って不安になる。

同じ西洋でも、スープを飲むときに、手が前から後ろにスープをすくって飲むのが正しいのか、または逆にすくうのが正しいのか、イギリスとフランスとでは違う。いったい、このようなスープを飲むときの手の運び具合の違いをつくる必要性はどこにあるのか。

普通、ご飯を食べるときには、音を立ててはいけない、歯が見えてはいけない、というのが常識である。しかし、犬や猫はご飯を食べるときには、音も立てるし、歯も見える。犬や猫の嫌いな人は別だが、好きな人は猫の食べ方を見て、行儀が悪いと思う人はまずいないだろう。もし、たまたま若い女の子がそばにいたら、「きゃー、かわいいー」と叫ぶかもしれない。

気功の考え方から見れば、この猫の食べ方のどこがかわいいかというと、私たち人間がなくした自然さをそのままもっているからである。人間の生き方の不自然さ＝作為性をなくして自然さを取り戻すのが気功の本来の目的であり、気功の本当の意味でいえば、気功練習の形はとらわれたこころを自由にするための小道具の一つにすぎないのである。

第四章

気功の呼吸

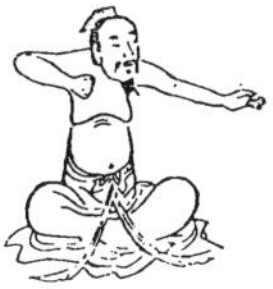

一　気功は有酸素性運動ではない

気功＝呼吸法？

　これから、気功の呼吸についてお話ししたい。なぜこれについて説明する必要があるのかというと、日本の気功ブームのなかで、気功についてのさまざまな誤解が生じているようだからだ。気功は呼吸法であるというのも、誤解の一つである。

　私は、初対面の人に気功の話をしだすと、「あ、気功ですか、これは呼吸法でしょう」と向こうからいわれたことが何回もあった。そして、私たちの教室に通う方からも、「息を吸うときにお腹を膨らませるのですか、へこませるのですか」といった質問がよく出される。このように、気功の呼吸法について悩んでいる人は多いと思う。

　英語には「気」に当たる概念がないので、「気功」という語は、かつて「Breathe training」、つまり「呼吸の鍛錬」と訳されていた。現在でも、気功について書かれたさまざまな本のなかで、気功の呼吸法が詳しく説明されているし、そして、何々流の呼吸法と名づけた気功法も多い。また、いろいろな気功の教室で、複雑なさまざまな呼吸法、順腹式呼吸法や逆腹式呼吸法などが教えられている。昔からずっと、気功は呼吸法であるという強いイメージがあるようだが、果たして本当にそうだろうか。

呼吸法は、前に説明した気功の三つの調節、すなわち心、体、そして呼吸と息の調節のなかの一つである。つまり、気功の技術の重要な一部分であるが、決して気功そのものではない。また、呼吸法の練習が気功の目的でもないのである。

気功は東洋のエアロビクスではない

最近出版された坐禅に関する本のなかに、なぜ坐禅が健康によいのかという理由として、こんな説明があった。坐禅のときに深呼吸をして、たくさんの酸素を吸い込み、二酸化炭素をたくさん吐き出す。これによって人間の新陳代謝が促進され、それで健康になるというのである。そういう観点から、酸素健康法が出てきたのである。

中国の五〇～六〇年代の気功の本のなかでも、似たような考え方に基づいて、気功の呼吸を説明しているものがある。たとえば、気功の呼吸をするときに横隔膜の動きが大きくなる。そうすれば肺の動きも大きくなり、肺に吸い込む酸素が増えて二酸化炭素が排出され、新陳代謝が促進されて体が元気になるという説である。

確かに、気功の練習によって、呼吸のバランスが整えられたために、私たちの血液のアルカリ性と酸性の均衡が保たれており、過換気症候群などの病気によい効果が上げられる。しかし、気功の効果を呼吸に帰することは、気功の本質を正しく理解していないことによるものだ。もしこのような説が正しいならば、気功と西洋的健康法またはスポーツと比べて、なんの特別な価値もないのではないか、と問われることになる。

気功の経験がある方なら、気功練習の中心部分は静功であることをよくご存じだと思う。静かにリラックスして坐っているよりも、ビルの一階から七階まで走って登れば、呼吸の深さと強さ、横隔膜の動き、肺活量の増大は、いかなる気功の呼吸法よりもはるかに大きくなるであろう。気功が、酸素を吸い入れて二酸化炭素を吐き出す、新陳代謝を促進することによる健康法であるならば、気功を練習するよりも、エアロビクスのような有酸素性運動をやったり階段を登ったりしたほうが、よほど効果があるであろう。

新陳代謝の過程を緩めることが気功の呼吸のポイントである

また、古代からの多くの気功練習者の経験によると、気功練習のいちばんよい時間帯は、日がまだ昇っていない夜明けか、日がすでに沈んだ夜中の「子の刻」(午後十一時〜午前一時頃)である。ご存じのように、そのときには植物の光合作用がないので、森のなかでは昼間に比べて酸素が少ない。これから見ても、明らかに気功の練習は酸素を摂るためではないことがわかる。もし、酸素を摂るだけであれば、病院で酸素ボンベから酸素を吸い込むほうがよほど簡単で、効率もよいはずだ。しかし動物実験によると、マウスは純酸素のなかに一週間も生きられないことがすでにわかっている。

それと異なり、気功の練習の際、新陳代謝のスピードは平時より促進されるのではなく、むしろ緩むことになる。呼吸も同じである。静寂とリラックスの状態になると、そのときの呼吸も心拍数も普段より平静で緩やかになる。本当の「入静」という状態のなかでの身体の酸素の消費量は、寝ているときより少ない。新陳代謝を促進するのとは正反対の方法である。これまでの気功の本に書かれている呼吸の訓練法のほとんどは、西洋のスポーツの考え方で、気功の考え方によるものではない。気功では、練習のときに身体のエネルギーを速く燃やすのではなく、むしろその反対に、できるだけ節約し、エネルギーを蓄積して寿命を延ばすことになるのである。

これを石油ランプの火にたとえてみよう。有酸素性運動的やり方は、火を大きくするために、芯を長く伸ばして火をつけるようなものだ。そうすれば火は強く、光も明るくなるが、その結果として一週間分の石油が三日間で燃え尽きてしまう。これが西洋のやり方である。それに比べて東洋の気功の考え方は、芯を長くし、火を強くするよりも、むしろ芯を短くして火を弱くする。そうすれば一週間分の燃料を一〇日間燃やすことができるのである。

エネルギーの消耗が少なくなれば、使用期間も延びることになる。気功の練習のなかでは酸素の消耗が少なくなり、新陳代謝が遅くなるのはこれに似ている。もちろん気功では、ただ火の芯を短くし、一週間の燃料を一〇日間燃やすことができるだけではなく、そのビンのなかに絶えず新しい石油を注がなければならないと考えるのである。これは、後ほどお話する内丹功の中心である。

自然界のなかで、走るスピードがもっとも速い動物の一つはチータで、もっとも遅いのはおそらく亀であろう。しかし、亀はチータよりはるかに長寿である。スポーツの選手がチータだとすれば、気功やヨーガの練習者、または坐禅などに取り組むお坊さんは亀になる。新陳代謝の過程を早めるのではなく、むしろこれをできるだけ緩慢にするのが、気功の呼吸法である。この点がわかれば、さまざまある呼吸法と気功の呼吸法とを判別しやすいと思う。

気功の呼吸の二つの目的

気功の「気」というのは、空気の気や、酸素そのものと理解すべきではない。酸素も二酸化炭素も、気の現れた一つの形だが、気功の「気」のすべてを現しているわけではないのである。

初心者には、ここまでのことがわかればよいが、気功の呼吸には、もっともっと深い内容がある。

なぜ、気功のなかで呼吸を使うのか。おおまかにいってそれには二つの目的がある。一つはこころ、つまり意識の調節のためである。一つの例をあげると、仏家（仏教徒）の方法に天台宗の小止観法門があるが、そのなかの方法の一つに数息《すそく》観というのがある。どういう方法かというと、自分の呼吸を数えるのである。吸う吐く一、吸う吐く二、というふうに、一、二、三、四、と数えていく。なんのために数えるのかというと、意識を集中させる、頭を静かにさせるためである。

数を数えること、呼吸を数えることも雑念の一つではあるが、さまざまな雑念が頭のなかに出てくるよりは、一つの雑念に集中させたほうがよい。頭のなかに雑念は一つしかない。呼吸を数えながら他のことは全部忘れてしまう。数えることだけを頭のなかに置いている。それで静かな気持ちになれる。これが呼吸の役割の一つである。心を静かにさせるために、心と意識の調節に呼吸を使うのである。

呼吸の役割には、もう一つある。気の流れの調節に呼吸を使うのである。気というのは、主として内気、つまり体のなかのエネルギーだが、外気も同じである。外気というのは、体の外部のエネルギーとまわりの自然の気のエネルギーとの交流のことだ。この内気と外気を調節するために気功の呼吸を使う。気功の呼吸が、内気や外気を調節するための手段の一つになっているのである。

先ほど、天台宗の小止観法門の例をあげたが、気の調節については、道家の練習法の一つである内丹功という方法は、非常に深い内容をもっている。一見、非常に複雑だが、わかりやすく説明すればみなさんにもご理解いただけると思う。

意識の調節は心性に関する学問、つまり「性功《せいこう》」である。気の調節は命にかかわるもの、であり、身体のエネルギーの調節であって、こちらは「命功《めいこう》」という。先にこの「命功」のほうに重点を置き、内丹功《ないたんこう》を例として気功の呼吸の役割を説明したい。

二 生命の錬金術

内丹功とは

内丹功についてお話しするには、まず丹とはどういうものであるかについて、説明しなければならない。丹は、丹薬ともいうが、体のなかの一種のハイエネルギー物質である。

内丹功を理解するために、まず外丹術《がいたんじゅつ》の概念について説明しよう。

外丹術は、中国の昔、春秋戦国時代に非常に流行ったものだ。その当時の人は、長く生きたい、不老の仙人になりたいと考え、仙人の丹薬を作ってそれを飲めばずっと生きていられると思い、さまざまな努力をしたのである。その努力の一つが丹を練ることであった。丹を練るにはいろいろな鉱物、錫や水銀、鉛、朱砂という漢方にも使うものなど、さまざまなものを火にかけ、それを丸い固まりにする。それを飲めば仙人になると信じられていたのだ。

一時期、この丹を作ることが大変なブームになったが、水銀や鉛などの物質は、すべて毒のあるものなので、これらから作った丹薬を飲んでも仙人になれないばかりか、中毒で死んだ人も少なくなかった。皇帝も含めて、たくさんの人がそういうものを飲んで死んだのである。外丹術は中国の化学の源流の一つになっているが、これは別の話で、少なくとも養生術にとっては価値のないものである。（ただし、鉱物などを合成した「丹薬」は、現在でもチベット医学または漢方によく使われており、病気の治療に大きな応用価値がある。）

外丹には毒がある、飲めば命を失うという認識に基づき、それまで外丹術をやっていたたくさんの人が外丹術をやめて、内丹功をやるようになった。

外丹術は鉛や水銀などの鉱物を使うが、内丹功は、外の、自然界の鉱物は使わない。身体のなかの「精」と「気」と「神」を使って内丹を練ることになる。長生きは身体の外に求めるべきではなく、むしろ不老の仙丹は身体のなかにある、自分自身の身体に求めるべきだということを、その人たちは認識したのである。それで、自分の「精」と「気」と「神」を鍛錬して仙人になることを求めた。これを内丹功という。

しかし、その身体のなかの「精」と「気」と「神」の練習、つまり気功の練習はいろいろ微妙なところがあり、言葉で説明しきれないことがたくさんある。それで人々にわかりやすくするために、内丹功は外丹術の言葉を借りて練習の方法を説明していた。その時期、外丹術はすでに人々に広く知られていたので、外丹術の言葉を使って内丹功の練習を説明すれば、人々にはわかりやすかったのである。

内丹功の呼吸法

さらに秘密を守るという意味もあった。というのは、内丹功の練習は秘密にされていて、一般の人々には教えられないので、いろいろな比喩表現を使って説明したのである。内丹功の比喩表現や専門用語のなかで、呼吸と関連している部分だけを説明してみよう。

まず、丹とはどういうものであるのか。一言でいえば、丹あるいは薬は内気、つまり体のなかの気を指している。それで丹薬を練る、あるいは作るためには火にかけなければならない。その火は、私たちが気功を練習するときの意識にたとえられる。火は、風がないと燃えない。昔の煉丹炉には、鞴《ふいご》がついていた。その鞴を押したり引いたりすると、これによって風が出てくる。風が強ければ火も強い、風が弱ければ火も弱いわけだ。先ほどいったように、火は意識である。風は呼吸をたとえたものだ。炉は私たちの身体になる。炉が壊れるというのは、健康

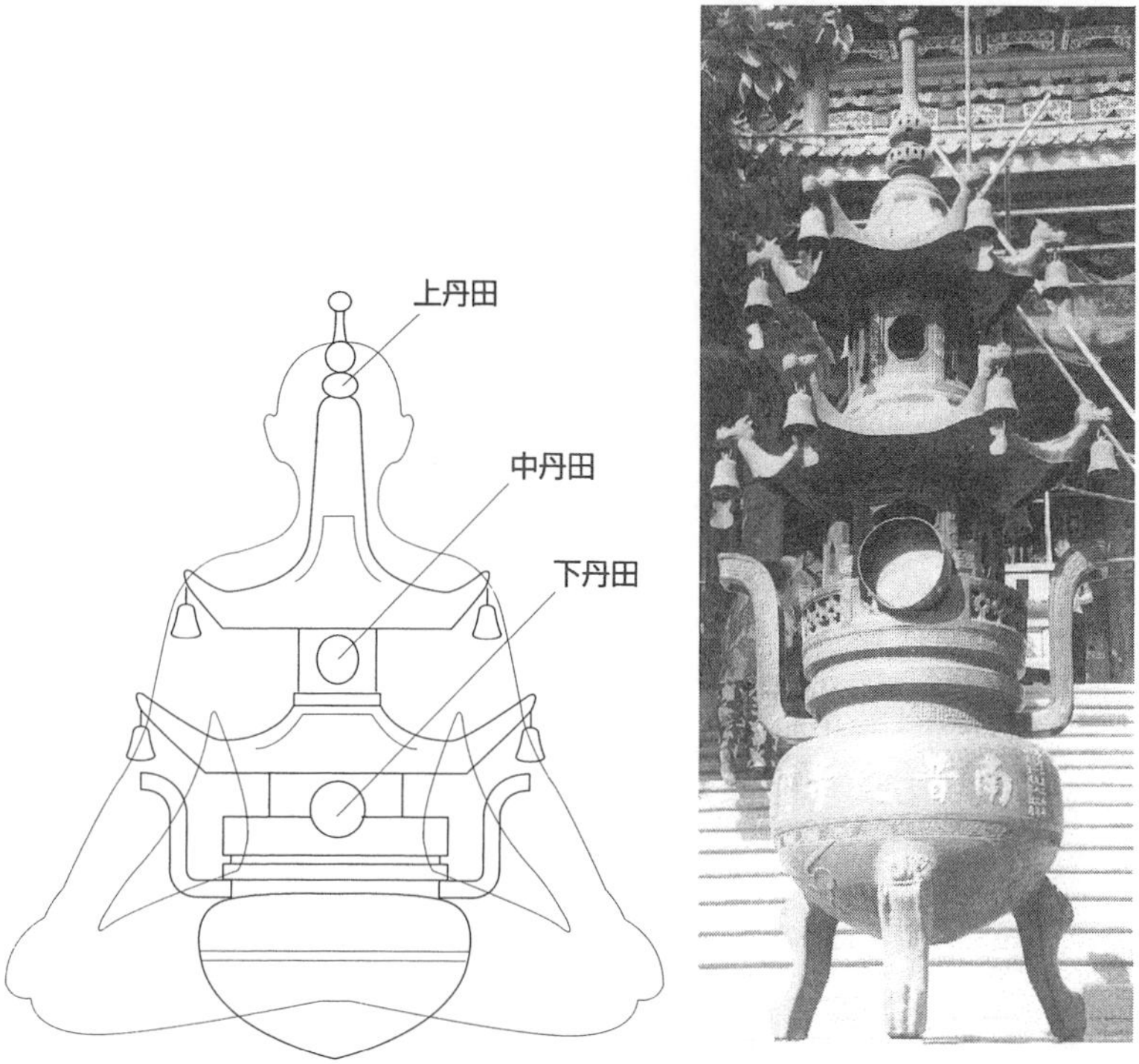

図5　右は煉丹炉に似た構造でつくられた香炉。内丹功の修練のモデルにもなる。左は人体と煉丹炉との相同関係を示した図。

が壊れるということである。煉丹炉がきちんとできているということは、私たちの身体が元気だということになる。このように、すべて外丹術の言葉を借りて説明しているのである。

それで丹薬、つまり内気を蓄積するためには、意識を使わなければならない。意識は、火と同じようなものである。火を調節するためには、呼吸を使わなければならない。呼吸は風にたとえられる。料理の経験のある人ならみなわかると思うが、ご飯を炊くときに火加減は非常に重要である。火が強ければ、あるいは強すぎたならば焦げてしまう。逆に弱すぎれば、ご飯は生のままか半煮えとなり、なかなかできない。料理の際にいかに火を適当に調節するかは、とても大事なことだ。

門外不出の秘伝——火候とは

気功でも同じで、火の加減をすることは非常に重要である。火の加減をすることを、気功では「火候《かこう》」という。いつ弱火にするか、いつ強火にするか、それが内丹功の練習で重要な位置を占める。火の強さは、呼吸と非常に関係がある。だから、呼吸の技術は内丹功のなかで重要性をもつのである。

気功で昔からいわれている、こんな諺がある。「聖人は薬を伝えるが、火を伝えず」（聖人伝薬不伝火）。聖人は、一般には偉い人という意味で、孔子やキリストや釈迦などを指すが、この場合の「聖」は「通じる」という意味で、ここでいう聖人は、気功によく通じている人、気功のよくわかる先生ということである。気功の先生は薬を伝える、つまり人々に丹薬、内気の練習の方法や、気功そのものを教える、しかし、「火を伝えず」、つまり火候に関係することは伝えない、という意味である。

なぜ聖人は人々に気功の方法を教えるが、火の調節の仕方を教えなかったのか。一般には、火の調節は気功の練習のなかで、内丹功の練習のなかで、もっとも重要な中心的な技だから秘密にして教えない、ともいわれているが、筆者自身がこれまで気功を教えてきた長い経験からいえば、火候を教えないのではなく、本当に教えることができないのである。

弱火（文火）と強火（武火）

火の強さについては、強い火は「武火《ぶか》」、弱い火は「文火《ぶんか》」という。人の素質、練習の時期によって、火の強さは変わってくるのである。どの程度の火がちょうどよいか、これは練習している自分自身にしかわからないことである。武火と文火を区別する基準さえも、もうけられていない。どういう火が強い火か、どういうのが弱火か、どのような意識が強いのか、どのような意識が弱いのか、どの程度の深呼吸で肺のなかにどのくらいの空気を入れれば強い呼吸というのか、どの程度入れれば弱い呼吸なのか、これさえも基準がもうけられないのである。だから、教えないのではない。本当は教えられないのである。

意識は弱ければ弱いほどよい。呼吸も同じで、弱ければ弱いほどよいのである。つまり文火、弱火を使う。日本の食品の袋に、製造方法として低温熟成と書かれているものがあるが、これは内丹功にも使える言葉である。弱火にしてゆっくりゆっくり燃やしていき、それでだんだん丹ができるようになるのである。意識を弱く、呼吸を弱く自然にして、というのが全体の原則である。

しかしある時期には、武火、つまり強火が必要である。意識を強く、呼吸も強くする必要がある。どういう時期であろうか。

自然に息を吐き下丹田から力を取り除く。そういう練習をしていくと、だんだん下丹田に新しい生命のエネルギーが蓄積される。そのときになると下丹田が温かくなる、その温かいというのがちょうどよい感じなのである。でも、熱すぎないようにすることだ。温かくなったら、そのまま続けて同じような呼吸をして、会陰穴を通して督脈に流して上にのぼっていくのである。

もし熱すぎる、つまりそのときの呼吸と意識が強すぎるとすれば、下丹田がもう温かいという感じではなく、非常に熱くなっている感じである。熱くなったら、火が強すぎるのだから焦げる危険性がある。せっかくできた丹を燃やしてしまうおそれがあるので、その点に注意して火の調節をする。下丹田の気ができたら火の調節に注意してほしい。

丹田の気がまだできていないうちに、自然呼吸をしてもよい。また丹田の気ができても、自然呼吸にすればよいのである。

いつ武火、強火を使うかということだが、それは気が上に、つまり督脈に上がっても、後ろのほう、特に首のあたり、すなわち玉枕関のあたりにくると、長い時間重ねて練習していっても、なかなか気が通らない。そのとき強火にする。頭が一本の細い糸で上に吊り上げられるように想像して、背骨を伸ばし、意識も呼吸もともにやや強くする、これがいわゆる武火である。でも武火は、その段階だけに限って使うのである。さらに練習していった場合のことはまた話すが、ここまでをだいたいまとめてみよう。

内丹功のなかでは、だいたい弱火を使う。意識も、前にいったように、まったくないわけではないのだが、あるかないかのような曖昧で中間的状態に置く。呼吸も同じで、これは「中」といってバランスを保つという意味である。よくご存じの孔子の言葉に、「過ぎたるは及ばざるが如し」というのがあるが、呼吸でも同じことがいえる。練習のときに本当の呼吸の自然のリズムを壊さないようにすることが重要である。

三　一番のポイントは自然

意図的に呼吸をコントロールするのは身体によくない

初心者は呼吸法ばかりに執着して、練習のときに呼吸がかえって苦しくなることがよくある。それは、自分が意図的に呼吸を調節する、つまり有為的呼吸法を行うからである。気功の呼吸は、大別して、無為的呼吸と有為的呼吸という二種類の状態がある。無為的呼吸は完全な自然呼吸である。有為的呼吸法は逆腹式呼吸とか胸式呼吸とかを行い、呼吸のリズムや深さ・強さなどを人為的に調節し、意図的に呼吸をコントロールすることである。

気功を練習する場合、練習の目的または体質に応じて、意図的な呼吸を行う場合もある。たとえば、ダイエット気功のときに、特殊な呼吸を使って胸腹部を波のように大きく起伏させ、また、癌によく効く行歩功（歩く気功法）は、二回強く吸って一回吐く、というような呼吸法を使う。しかし全体的には、自然呼吸が中心となっている。静功のときに、ほとんどの場合は自然呼吸を行う。

西洋医学の観点から見れば、呼吸は身体のホメオスタシス（恒常性）を保って生体が生きていくために必要なことである。このホメオスタシスを保つための呼吸を支配するのは、脳幹より上位の呼吸中枢なのだ。そして随意的に、つまり意図的に呼吸を大きくしたり、小さくしたり、あるいは止めたりするのは大脳皮質の運動中枢である。また、喜びや悲しみなど、情動や心理的要素によって呼吸を変化させるのは大脳辺縁系を中心とした脳なのである。このような運動中枢、または情動・心理的要素による呼吸変化は、気功のなかの有為呼吸に相当する。

気功の静功の練習によって身体をリラックスさせ、また雑念を払って心理状態を平静にする。これによって、随意呼吸および感情・心理状態の変化による呼吸の変化が身体に及ぼす影響をできるだけ取り除くのである。

気功を練習するときに、呼吸が苦しくなった方は、だいたい気功は呼吸法であるという先入観をもって練習している方である。もし、いまいったような基本原理が理解されずに、ただ気功教本の書いたとおりに、順腹式呼吸とか逆の腹式呼吸とかいって、頭からいろいろ面倒な指令を出して呼吸を支配しようとすれば、かえって呼吸を混乱させてしまい、ホメオスタシスが破壊されてしまうのである。身体はもともと自然調節、自然回復する機能をもっている。呼吸も同じである。気功の練習は、身体に呼吸法などの新たな知恵を教えるのではなく、身体の本来もっている知恵を働かせるものである。

楽しんで「ため息」をつこう

人間の呼吸パターンと情動とのかかわりの例として、憂鬱《ゆううつ》なときの「ため息」と、退屈なときの「あくび」がよく取り上げられている。気功の観点から見れば、ため息やあくびは、むしろ憂鬱または退屈のような精神状態を癒すための、身体のもつ自己回復機能の一つである。気功の教室に来る人はだいたい経験したことがあるが、練習に入ると、なぜかあくびが止まらずに連続的に出てくる。もちろん、これは退屈な講義に対する拒否反応ではなく、身体とこころ両方がリラックスしたからである。

気功の練習にある程度慣れてきたら、ため息のような感じ、あるいはあくびをしているときの感じを思い出しながら、楽にして息を吐き、下腹をリラックスさせて全身から脱力していくような感じにすればよいのである。悩みがあれば、抑えず隠さず、ため息とともに悩みを外へ吐き出すようにしよう。

電車などの公共の場所では、あくびやため息を我慢する人がよくいるが、気功を練習するときには、あくびをしたり、ため息をつきたければ思いきりやればよい。「傍若無人《ぼうじゃくぶじん》」のような心構えが大切である。ネコに習って、いびきをかいて寝て、口を大きく開けてあくびをしてほしい。自然の流れに従い、ありのままに出すのが気功である。

気功のあらゆる技は一つのもの

段階に応じて火の調節をするのである。火は、呼吸と意識のことを指している。呼吸を強くすれば意識は必ず強くなり、呼吸を弱くすれば意識は必ず弱くなるので、呼吸は意識についての重要な調節である。

呼吸の二つの目的のなかで、一番目の意識の調節は、気功のなかの「性功」に属す。二番目の目的である気の調節は、「命功」に属す。しかし、いまいったように、呼吸を強くすれば意識が強くなる、つまり呼吸、内気のことも意識とつながっているのである。

したがって、気功の「性功」と「命功」は分けてはならないものである。ちょうど、磁石をいくら細かく切ってもN極とS極があるようなもので、一つのものだから分けてはならないのだ。

自分でできる呼吸法

第二節で内丹功の呼吸法の原理について話したが、その実践については極めて専門的な指導が必要である。そこで次に、必ずしも気功の経験者でなくても実践できる呼吸法をみなさんに紹介したい。

一、吸うときに、大宇宙から清らかな気を取り入れて、吐くときに、自分の身体のなかにたまった病気や汚れたものを吐き出す。鼻や口のような呼吸器官だけではなく、全身の皮膚をもって呼吸するようにすることがポイントである。次のように想像してください。

全身が宇宙のなかに浮かんでいて、息を吸うとき爽やかな大気が毛穴を通して身体の隅々まで入り込んでくる。そして、これまでに自分の身体にたまった病気や痛み、悩みなどが、いやな臭いを発しながら垢のように毛穴にいっぱい詰まっており、息を吐くとともに体の外へ吹き飛ばされていく。繰り返しているうちに、身体がますますきれいになって軽くなることが実感できる。

二、前記の段階にある程度熟達したら、自分の身体から吐き出している病の気がまわりの人に悪い影響を与えるのではないか、と心配する人がよくいる。これは、気功の修行によって自然に甦った慈悲のこころである。第一段階の呼吸法は、外からよいもののみを取り入れて、自分のいやなものを外に放り出すことは、世の中のいわゆる「欲」と変わらないものである。このような「自分さえよければ」という生き方に対して疑問を感じたことが、第二段階の呼吸法の入り口である。

第二段階の呼吸法の中心は、このような「自我」を捨てることにある。先ほど述べた皮膚呼吸の要領で吐き出してみよう。吐くことととともにわがままな自分を出していく。あらゆる物事や人に対する恨みや執着を出していく。そして吸うときには大宇宙に抱かれて、無限の感謝と愛情と生きる喜びに満ちあふれた気を受け入れる。もし、仏教の文化的背景をもつ方ならば、仏の光が心身の隅々までに照り輝いていることを体感し、キリスト教の文化的背景をもつ方であれば、全身全霊で神を受け入れよう。

三、前記の要領で、吸うときには、世の中のあらゆる苦難や病気を吸い入れて、そして吐くときには、自分のもつ生命の光熱のすべてを残らず吐き出すようにしよう。自分の命と引き替えても死にかかっている家族を救いたいという気持ちで、自分の全エネルギーをすべての人に捧げる。気功の練習を通して、だれでもこうした気持ちが自ずとこころの奥底から湧き出してくるのである。

この段階の呼吸法にある程度熟達すると、自分も驚くほどパワーが増強して、人の病気をいやす力が自然に身についてくる。大きなパワーは大きな慈悲のこころの奥底から湧き出すものである。

仏教の物語であるが、地蔵菩薩は地獄に住み着いている。しかし、彼はもともと天界にいるべき人である。「われが地獄に行かなければだれを地獄に行かせるのか」と一言を残して、彼はあらゆる苦難を自分で受けて人を助け出す気持ちで地獄に行った。この段階の呼吸法は彼の教えの具体化ともいえよう。

第五章

気功の意識

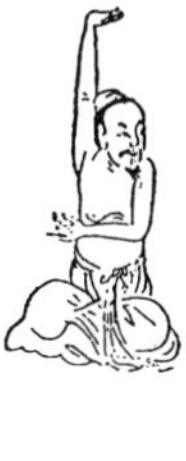

一 二人の「神」

調心はイメージトレーニングではない

第二章に述べたように、気功の練習方法は、意識の調整を中心とする方法である。この意識の調整は気功では「調心」という。

もちろん、気功以外にも多くの意識を調整する方法が存在している。たとえば、射撃などのスポーツの選手がよくイメージトレーニングを行う。これも意識を調整することである。しかし、これらの意識調整は気功の調心とはまったく性質の違うものである。

いま、世の中で流行っているイメージトレーニングは頭を使うものである。射撃の選手は弾丸がよく標的に命中するようにイメージする。バスケットボールの選手はバスケットが非常に大きくなって簡単に入れられるようにイメージする。意拳（中国武術の一種）の練習者は自分が津波のように強く、ゴムのように強靭で、また熊などの猛獣と戦うようにイメージする。会社の営業マンは売上が上がるようにイメージする。このように、それぞれのイメージは異なるが、決まった目標を実現するために頭を使う、あるいは頭を使う能力を養成することが共通点である。

しかし気功の調心、すなわち気功の意識の練習は、単にこのように決まった目標を実現するために意識を調整することではなく、また、頭をうまく使う能力を養成することでもない。気功の調心の狙いの一つは、頭を「無」にすることである。無ということは頭を使わないことである。つまり、一般のイメージトレーニングと違って、気功の調心はまず頭を使わない能力を養成することから始まるのである。

勉強ばかりさせられてきた現代社会の人間にとっては、頭を使わないことは、もはや大いに喜ぶべきことである。頭を使わないことが簡単だと思っている人もいるかもしれないが、実際にそれは大変難しいことであり、気功の練習にかかわる課題である。

識神と元神

どうして頭を「無」にしなければならないのか、どうして頭を使わない能力を養成する必要があるのか。この一見簡単そうな問題は、気功だけではなく、仏教哲学や哲学にとってもいちばん重大な問題である。というのも、これは物質と意識の関係に触れているからである。第二章では、健康の面から「元神」と「識神」の関係、つまり頭をリラックスさせる必要性を説明したが、ここでは、健康のことに限らず、もう少し広い分野で元神と識神のことを論議していきたい。

第二章のなかでは、人間が生まれてから勉強や経験などを積んで得た知識の総括を「後天意識」、または「識神」と称すると述べたが、現代教育のすべてはこの識神を開発するものである。一方、健康維持の本能は「先天意識」、あるいは「元神」と呼ばれる。これは生まれつきのもので、「神様」に通じるものである。実は、この元神が健康の維持だけではなく、それ以上の能力をもっているのだ。

元神という言葉は気功練習者以外の方にとっては、まだあまり馴染みのない言葉だと思うが、人間が頭の意識、つまり私たちの思考活動以外にも、まだほかのなんらかの意識をもっていることが昔からいわれている。古代からいわれている「霊」と「魂」、中国武術のなかの「真意」、現代心理学のなかの「潜在意識」、哲学のなかの「絶対精神」などは多かれ少なかれ、それに関係している。特に仏教哲学のなかでは、これは「真如実相」と呼ばれ、仏教哲学の中心的な内容である。

この元神は現代科学の実験方法ではまだ証明できないが、日常生活のなかに元神が残した足跡はあちこちに見られる。

囲碁や将棋はいちばん論理的な世界で、それらの試合は完全に知識と推理、すなわち論理思惟の勝負だと思う人が多いであろう。しかし、史上初めて七冠王を達成した日本将棋界の天才、羽生名人は、論理思惟だけで勝ったのではなくて、その素晴らしい勝利を手に入れた秘密はひらめくことにあるという。羽生名人のお話によると、「先にひらめいて、後は（論理で）裏付ける」ということである。

頭で勝負するところだけでなく、肉体を使うスポーツの分野も同じである。大相撲の人気者である横綱若乃花はその一人である。優勝した場所の相撲について、「そちらに光が現れ、動きは自然にそちらに行く」といっていた。つまり、頭で考えて行動したのではなく、「ひらめき」に従った行動が勝利の道に導いたのである。

これはいったいなにを意味しているのか。

このような現象が有名人たちにかぎらず、調べれば私たちのまわりにも数多く存在している。藤沢教室に通うMさんのことを紹介しよう。

Mさんは普段、父親のところにはあまり行かないが、数年前のある日、夜お風呂に入っているとき、突然、どうしてもお父さんのところに行かなければという気持ちが湧き起こった。お風呂から上がってすぐその気持ちを娘に話した。娘も賛成であった。

翌日、二人で一緒に父のところへ行った。そのとき、ちょうど父が按摩屋さんを呼んで、靴下を脱いで電気治療を受けているところであった。Mさんは父の足を見て驚いた。足がパンパンに腫れていたのである。これは大変だと思い、彼女はすぐ父を病院に運んだ。病院に着いて検査したら、父はすでに脈が乱れていた。危ないところであった。

後になってMさんはそのタイミングを非常に不思議に思った。父が靴下を脱いで治療を受ける時間はせいぜい一五分ぐらいである。あの日、もし一〇分ぐらい遅れていたら、もう父の病気を発見できなかったはずだ。あるいは早めに着いても、おそらくそのままで帰ってしまったであろう。どうして前日そういう気持ちになったのか、どうしてそんなにタイミングよく父のところに着いたのか、不思議な気持ちでいっぱいである。

このような将棋の天才の「ひらめき」および相撲の横綱の「光」、またはMさんの突然に現れてきた親への思いは、いずれも普段の意識とは異なり、別のもののようである。この別のものを気功では一応「元神」と呼んでいる。知識の累積による精神ではなく、もともと存在している精神である。

この元神は大変な力をもっている。もし、私たちは自分の元神に通じれば、「占いを行わなくても凶か吉かがわかる」(「能無卧筮而知凶吉」)、「水に入っても溺れず、炎に入っても火傷しない」(「入水不湿、入火不焦」)、「戦場に行っても死ぬことがない」(「入軍中無死地」)というようなことができる。仏教にも「仏法無辺」という言葉がある。これは、中国の庶民の間では、仏陀は無限の力をもっているという意味に解されている。では仏陀はどこにいるのか。「仏在心中」、すなわち仏陀はこころのなかにいるわけである。ということは、仏陀が私たちのもともとの精神であり、「元神」である。この元神はすべてを知っているから、頭の知らないことを教えてくれるのである。この元神こそ私たち一人ひとりの神様である。

このようなすべてを知り尽くし、無限の力をもっている「神」が私たちのなかに存在しているならば、だれもが彼から守ってもらいたいと思うであろう。しかし、この神様はいつも私たちを守っているわけではなく、まわりのことをいつも教えてくれるわけでもない。彼の助けを求めるには、よく彼とコミュニケーションして、よくよく彼に頼まなければならない。

神様に頼む方法

問題は、どうやって彼にお願いすればいいのか、どうやって彼とコミュニケーションを取るかである。

コツは謙虚な気持ちと信頼する行動である。

識神と元神は一緒に私たちのなかにいるが、普段、私たちの行動をコントロールするのが識神、つまり頭である。この識神は知識が多いほど威張ってくる性格であり、指令室にある司令官の座に坐り込んで、なかなか離れはしない。

一方、元神は非常に謙虚で静かな方であり、自ら「教えてやる」ということは絶対にしない。真意をもってよくよくお願いしなければ、なかなか出てこない。したがって、識神つまり私たちの頭は謙虚な気持ちをもたなければならないのである。

しかし、これだけではまだ不十分である。気持ちだけの謙虚さならば宗教の信者ももっている。では、それ以外になにが必要であるのか。

中国の秦時代と漢時代の間の「楚漢之争」は歴史上有名なことである。天才の将軍である韓信は、もともと項羽の部下であったが、傲慢な項羽に重視されていないばかりか、もう少しで殺されるところであったから、項羽のライバルである劉邦のところに逃げた。一方、劉邦は韓信の意見に謙虚に耳を傾けて、軍の指揮権を彼に譲った。そのため、韓信の軍事の才能が十分に発揮できた。結果として、項羽は韓信の「十面埋伏」に陥って、「霸王別姫」の悲劇を演じることになった。

ここで、もし劉邦がただ韓信の意見に謙虚に耳を傾けただけで、軍の指揮権を彼に譲らなかったら、韓信はなにもできなかったのだ。同様に、もし気功の練習者がただ宗教の信者のように敬虔な気持ちをもっているだけならば、元神の力は得られないのである。元神の力を得るには、識神が司令官の座から離れて、真意をもって指揮権を元神に譲らなければならない。頭の「静」や「無」というのは、識神が司令官の座から離れて、席を「空席」にすることである。

ということは、元神が出てくれるかどうか、神様が私たちを守ってくれるかどうかは、すべて識神の行動、つまり頭の状態に左右されているのである。だから、古人は「人は常に虚と静の気持ちを保っていれば、天地も彼と一体になる」(人能常虚静、天地皆帰之)といっている。ここでの「虚」は謙虚な気持ちで、「静」は静かなこころ、つまり頭の「無」の状態のことである。

天地と自分が一体になることは、自分が神様になることであるので、世の中にそれ以上のことがあるであろうか。ただし、どうすれば静かな気持ちを保てるのか、どうすれば頭の「無」を実現できるのか、それが問題である。

二　意識修練のステップ

万念と一念

頭が「無」になれば神様に通じるようになるが、人間である以上、頭のなかに必ずなにかを考えている。昼間はもちろんのこと、夜寝ていても夢を見ている。頭を静寂にさせることがいかに難しいことであるか、昔からよく知られている。そのため、中国語に「心猿意馬」という言葉がある。ここでいうところの「心」も「意」も頭の意識、つまり識神を指している。この識神は、動くことの好きな猿と走ることの好きな馬のようなもので、なかなか落ち着かない習性があるので、縛らなければ、天上地下あっちこっちに走り回る。気功の練習はまずこの猿や馬を捕まえて、静かにさせることから始まるのである。

どうやればよいかというと、まず、地面に打ち込まれた「杭」を一本立てて、猿や馬を逃がさないように杭に縛りつけておく。もちろん、頭の意識は本当の猿でもないし、馬でもない。それを縛る杭も実際の「杭」ではなく、自分で適当に選んだ一つの意念である。杭を立てるさまざまな方法があるが、気功の調心方法としてよく使われている「計数法」はその一つである。

計数法とは、数字を数えることによって雑念を排除する方法である。練習するとき、一から一〇まで、あるいは一から一〇〇まで数字を繰り返して黙念する。数字を数えるとき、意識が数字に集中しているから、ほかの雑念を排除することができる。要するに、自分の意識を「数字を数える」ということに縛りつけることである。このようにして、雑念が減り、心が静寂になるまで続ける。この方法は初心者や雑念の多い人に適用する。

これに類似する方法には数息法がある。数息とは自分の呼吸回数を数えながら、雑念を排除する方法である。

練習時、まず姿勢と呼吸を整えて、そして穏やかに一から一〇まで、または一から一〇〇まで呼吸の回数を繰り返して数える。気が散らないように、呼吸回数を数えるだけのことに注意力を集中させていく。それによって、雑念を抑えることができる。

ここに、「杭」として使われているのが「数える」という一つの意念で、それによって識神を縛って、「数える」こと以外の雑念を排除する。このような方法は気功の調心の第一の段階で、「一念代万念《いちねんだいばんねん》」（一念をもって万念に代える）の方法という。すなわち、一つの簡単な意念（一念）を使って、ほかの雑念（万念）を排除する方法である。言い換えれば、万念の代わりに一念を使うことである。

ここでいっている「雑念」は、気功の練習のときに必要のない想念を指しているので、必ずしも捨てるべきものとはかぎらない。たとえば、学生にとっては物理や化学の法則、英語の単語などを覚えることは重要なことだが、気功を練習するときにそれを考える必要はないので、それも「雑念」であり、排除すべきものである。しかし、勉強のときや受験のときにはそれは「雑念」ではなく、忘れてはいけないものである。この点については、よく誤解されるので、注意しなければならない。

六根について

杭はさまざまな種類がある。フェンスに使う木で作ったものもあるし、ビルを建てるときに使われている金属製の大きなものもある。

雑念を排除するための「一念」も同じであり、人に応じて、場所に応じて、時に応じてさまざまである。必ずしも「数える」ことだけではない。

人間は目、耳、鼻、舌、皮膚という五官があり、それに応じて視覚、聴覚、臭覚、味覚および触覚の五感がある。それらに意識を加えて、「六根」という。この六根は識神を縛る杭を作る六種類の材料であり、すべての調心の方法はこの六根のどれかを利用するものである。

①外視法

自分の身体以外のある物体を見ることにより、雑念を排除する方法である。薄目状態にして、一メートル以上離れたものを見るようにする。雑念が消えるまで続ける。

外視法は視覚を利用して雑念を排除する方法である。

②聴音法

心が落ち着く音楽や自然の音を聞きながら練習する方法であり、気功教室でもっとも広く使われている方法の一つである。

聴音法は聴覚を利用して雑念を排除する方法である。

③香功

花や線香などの香りをただよわせて練習する方法であり、最近流行っている。

香功は臭覚を利用して雑念を排除する方法である。

④意守丹田法

注意力を軽く丹田に集中する方法である。この方法は、雑念排除のほかに、気血のめぐりを整える作用をもち、もっとも常用される方法の一つである。

意守丹田法は触覚と意識を利用して雑念を排除する方法である。

⑤良性意念法（瞑想法）

良性意念法は存思法《そんしほう》ともいう。良性意念とは、気功を練習するときに、美しい風景や愉快な思い出などを思いだすことであり、気功の練習によく使われている調心方法の一つである。

このような良性意念法は、悪念、邪念の排除、人の精神的愉悦やのびのびと広い心境、楽観的な情緒などを促進し、心身の健康に非常に大きな働きをなすものである。また、広い意味でいえば、気功の練習中だけでなく、日常生活のなかにも前向きの姿勢を取ることは重要である。もともと、物事は相対的なものであり、「塞翁が馬」は生活の真理である。千日も続いてよいことばかりの人はいないし、百日咲きつづける花もない。仕事が順調に行かない場合には、自分を磨くよいチャンスだと受けとめ、お金を落としたときには、それによって災いが解消されたと見るように、前向きの姿勢を取れば人生が楽しくなる。

良性意念法は意識を利用して雑念を排除する方法である。

この良性意念法はいま流行っているプラス発想法のもとかもしれない。

このように雑念を排除して頭を「無」にするには、さまざまな方法が使えるが、いずれも一つの意念を使って、練習には無関係なほかの意念を抑えることである。ただし、自分にとってどの方法がいちばんよいか、自分で試してみなければわからない。

この「一念代万念」の調心方法は気功だけではなく、気功以外のすべての心身修練の方法としても採用されている。たとえば、お坊さんは首や腕によく珠を繋いでできたネックレスのようなものをかけている。仏教ではそれを「念珠」と呼ぶ。修行のときそれを手にして指で珠を一つ一つ動かす。宗教上では別の説明もあるかもしれないが、気功から見れば立派な調心方法の一つである。

「一念代万念」の方法は識神を「一念」に縛る方法、すなわち識神をつかまえる方法である。それ以外には、猿や馬、つまり識神を逃がす方法もある。それは方法といっても、実際には方法といえるものではなく、ただ頭に任せてあれこれ考えているだけである。ビデオテープが回り切ると自然に止まり、猿や馬が疲れてきたら自然に静かになる。無為法ともいえるが、静寂になるまで時間がかかるであろう。

万念皆無

以上に述べたような「調心」の方法はまだたくさんあるが、一つの意念によって、さまざまな雑念を排除する道理さえわかれば、いろいろな方法の本質がわかってくると思う。また、自分に合う方法を自分で作り出すこともできるわけである。

ただし、「一念代万念」の方法は雑念を排除する有効な方法であるが、この「一念」も雑念であることを忘れてはならない。

気功を意識集中やイメージトレーニングだと思っている人は、この「一念」を使う目的がわからないからである。つまり、識神を杭に縛る、意識を一点に集中することは、雑念（妄念）を排除して「万念皆無」の状態を作り出すためのものであり、「縛ること」と「集中すること」そのものは目的ではない。一念のある状態では識神がまだ司令官の席に留まっていて、「万念皆無」こそが司令官の席が「空席」になっている状態である。それがわからなければ、死ぬまで集中しても「無」にはならず、成果が得られない。また、頭痛などのいわゆる副作用は、たいていこのようなむりやりの集中によって引き起こされるものである。

では、どうやって「一念代万念」の状態から「万念皆無」の状態に移るのか。

まず、雑念の大きさに応じて大きい杭と小さい杭を使い分けることである。雑念が強い場合、つまり馬が暴れている場合は、大きい杭が必要である。大きい杭としては、太極拳（動功）を練習するとか、数を数えるとか、音楽を聞くとかが挙げられる。雑念が強くない場合、つまり馬が落ちついている場合は、小さい杭でも十分である。小さい杭とは、頭をそんなに使わなくても浮かべられる意念である。たとえば、呼吸を数えることより、呼吸の音を聞いたほうが

（決して聞こえるように聞くのではなく心で聞くのである）、頭を使うことが少ないから、数えるほどの強い一念が必要ない場合は、聞くことに移り変わる。

第二に、一念にこだわらないことである。どんなによい調心方法としても、雑念を排除して頭を「無」する手段であり、目的ではない。「無」になっていないときだけ使うべきである。「万念皆無」の状態になったら、雑念を排除する必要もなくなり、当然、その方法も必要としなくなる。簡単にいえば、一念という「杭」を必要以上に使わないことである。

「杭」を使わなくても雑念が出なければ、「無」の状態になる。つまり、「空」または「無」は「一念」もない状態である。ところが、「空」「無」はまだ調心の最終目的ではない。雑念の少ない状態または無の状態が実現できれば、身体の自然治癒力と自己保護能力が正常に働けるので、健康の面では大きな効果が期待できるが、まだこころの自由な状態ではなく、「悟り」とはいえない。ただの「空」や「無」なら石でもできる。悟りを得るには元神、つまり「本当の自分」を見つけなければならない。いつもこの元神とコミュニケーションをとれる状態でなければならない。「空」や「無」はこれを可能にする一つの条件であるが、これからまだ先が長く、やることがいっぱいある。

この元神を見つけることこそ、すべての心身修練方法の原点である。気功だけではなく、仏教やキリスト教の本当の教えも人々をこの方向に導くためのものである。もちろん、使っている言葉にはそれぞれ違いがあるが。

禅宗の「牛」とキリスト教の「羊」

以上、気功の基本的な調心方法を紹介したが、これから、このこころを調節することについてもう一歩踏み込んでみよう。

先ほどお話しした二人の神について、これは言い換えれば、二人の自分でもある。人間はだれでも二人の自分がいる。一人の自分は私たちがいちばん馴染んでいる自分で、この自分はいつもわがままで、年中無休である。たとえば、睡眠状態のなかでも夢のような形で現れて、私たちを邪魔し、一瞬の真の安らぎもくれない。名誉や金のために私たちを一生懸命に働かせ、他人への憎しみややきもちなどは、この自分のもっとも得意な表情である。

しかし私たちのなかにはもう一人の自分がいる。この自分はあまりにも自己表現欲のない人であるがゆえに、私たちはめったにその姿を見ることはない。しかし、私たちはたまに気功の深い静功状態に入ることがある。また、一つや二つは世のため人のために役立つことをしたことがある。そのときに、たとえ一瞬でも、言葉で形容できない気持ちの安らぎや生きることの喜びが、自然に湧き出しているのを実感したことがあるであろう。これがもう一人の自分の本当の姿なのである。気功のいう、こころの調節の根本的な目的は、このもう一人の自分を見つけることにある。

昔、禅宗の達人は、詩文と画の表現手法で『十牛図』という、こころを調節するテキストを作った。この作品は、牧童が見失った牛を見つけて家に連れ戻す物語を描いている。牛はもう一人の自分のことを指しており、私たちのこころそのものである。自分のこころを見つけて家に連れ戻すことが、気功のいう、こころの調節なのである。

イエス・キリストは逆の比喩の手法を使って私たちに忠告を与えている。現在のわがままな自分は、家出して道に迷った羊にたとえられ、家に返ろう、と彼は私たちに呼びかけつづけている。気功の専門用語でいえば、このわがままな自分が「識神」であり、もう一人の自分は「元神」である。

この元神を見つける方法といえば、気功法は道家の系統に属するものに三千六百の流派があり、仏家の系統に属するものに四万八千の流派がある、ともいわれている。いうまでもなく、この数字は実数ではなく虚数である。つまり、修練の方法が無限にあることのたとえにすぎない。まとめてみれば、東にしても、西にしても、三つの方法に帰結される。あくまでも便宜のための比喩であるが、仏教の宗派の名称を借りて説明する。

一つは禅宗の方法である。禅宗はあえて私たちの本心を真っ正面から見つめて、いわゆる単刀直入的方法を使っている。禅宗の修行のコツをもっともよく説明してくれたのは、六祖慧能である。慧能和尚は、達磨が中国へ禅宗の方法を伝えてからの六代目の伝承者である。彼の説の中核は「無住《むじゅう》」である。無住の文字どおりの意味は、どこにも止まることなく自由自在に流動することである。意識そのものはもともと風や水のようなもので、止まることなく絶えず流れており、そして変わっていくものなのである。それゆえに物事に執着せず、ありのままに流れればよしとする。

しかし、これはこころを放縦にさせることではない。意識は蠟燭《ろうそく》の火のように絶えず揺れ動いているが、いくら揺れ動いても火であることは変わらない。この変わらないものを直視するのが禅宗のこころの調節方法である。

もしいまいったことがわかりにくければ、海辺にいって蒼空と青い海を見つめるとよい。雲はまさに杜甫の詩が形容しているように、「天上の白雲は白衣の如くになったかと思うと須臾《しゅゆ》にして黒犬に変化してしまう」、つまり非常に変わりやすいものである。しかし、白雲はいくら変わってもその上の蒼空はいつも晴れて太陽の光が輝いている。海もこれと同じであろう。海面はいくら嵐があって津波が起きても、深海は深い安寧の世界であることに少しも変わりはない。

人間の気持ちも意識も空と海と同じである。喜・怒・哀・楽、感情の移り変わりは激しいのだが、こうした気持ちの変化の根本としてのこころそのものには、いつも変わらないものがある。白雲と津波が現在の自分だとすれば、雲のさらなる上にある大空や、津波のはるかな奥底に眠っている深海には、もう一人の自分の姿が映し出されているのであろう。このもう一人の自分の存在がはっきり確認されれば、雷や稲妻であろうと津波や地震であろうと、もう恐れることはない。この方法は、老子のいう「無為」、筆者の師父（先生）のいう「無碍《むげ》」と根底において通じるものである。

二つめは密宗（密教）の方法である。その特徴は「即身成仏」にある。こころそのものを直視する禅宗の方法と比べれば、密宗はこの生身の体を最大限に活用して、こころを調節していくことに特徴がある。

この類いの修行方法のうちで、もっとも優れた方法の一つが気功であるといえよう。死後の世界を重視するあらゆる宗教と比べれば、気功は生きる現在をなによりも重視している。気功の哲学の根拠となる「易《えき》」の思想は、常に太陽が昇ってくる東方に立って、生命の躍動の素晴らしさを大声で謳歌するものであり、そして、気功を支えている訓練技術システムは、東洋医学の人体生命についての本質的理解に根ざしている。気功のみならず、ヨーガやあらゆる東洋的・西洋的健康法、ないしスポーツなどは、内容の深さにおいて差がありこそすれ、その本質はいずれも「即身成仏」にあることが理解されよう。

三つめは浄土宗の方法である。「無住」「無為」「無碍」のような禅的方法とは、一見、正反対のものである。あらゆることにこだわらず、意識を大空の風や流れる水のように自由自在にさせる禅宗の方法と比べて、浄土宗の方法は、前に話したように、意識を一本の「杭」に縛りつけて、一つのことに専念させる、というものである。たとえば念仏という方法では、一心不乱に仏の名前を唱えれば救われるとする。

気功に「意守」という方法がよく使われているが、これは、意識を体内または体外の一箇所に集中して、それによって気のエネルギーを強め、よけいな雑念を取り払う方法である。これは、すでに述べた「一念代万念」、つまり「一念をもって万念に代える」方法である。この方法は念仏という浄土宗の方法に通底するものである。自分の意識を一つのことに縛りつけること、これはあらゆる宗教の方法の基本原理でもある。宗教のみならず、学問にしろビジネスにしろ、一つのことに集中して無我夢中の状態に達することは、この類いのこころの調節の原理である。

以上、筆者の実体験から三つの主なこころの調節の方法を紹介した。これらの方法を基本原理から理解すれば、世の中のすべての修行法がわかるはずだ。また、実際の気功練習の場合は、三つの方法が同時に行われて分けられないものとなる。

こころの調節については、前もって用意された、受験勉強のためのようないかなる解答もない。筆者は読者のみなさんに極めて初歩的なガイドブックを提供したが、本当の答えは各自が歩きながら自分で見つけるよりほかはないのである。

第六章

気功修練の段階

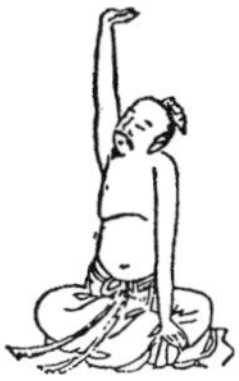

一　だれでももっている三つの宝「精・気・神」

体がだるくて元気がない。しかし、病院にいって検査してもらったら「異常なし」という診断結果が出てくる。こうしたことを経験した人は決っして少なくないであろう。これは病院の検査に間違いがあったのだろうか、それとも自分の感覚がおかしいのであろうか。

実は、病院の検査も間違いないし、患者の自覚症状も確かに存在する。その間のギャップは、まさに西洋医学の方法論の一つの限界を示しているのである。近代解剖学や細胞学などの基礎の上に成立した西洋医学は、人間を一つの精密機械のようなものと考えている。ちょうど一台の高級車のようなもので、検査は車検と同じく、どこかの部品が壊れたら、新しい部品に取り替えればよしとする。もし車のどこにも故障がなければ、異常なしという診断が下されるのである。

しかし、たとえ故障なしの車でも、必ずしも正常に道路を走れるとはかぎらない。車は構造だけではなく、その機能も正常でなければならないのである。構造が正常だというのは、車を構成するさまざまな部品に故障がないということであり、機能が正常だというのは、車がしっかりと道路を走れて、人や物を運べることである。

一台の車が正常に機能するためには、構造の面で故障なしということはもちろん必要な基礎条件であるが、これだけでは足りない。少なくとも燃料がないと動かない。また、たとえガソリンが満タンになっても、運転手がいなければ機能しない。西洋の医学は、構造重視の医学ともいわれているが、気功や東洋医学は機能の面を重視している。

気功または東洋医学の観点から見れば、人間は知識や富とは関係なく、だれでも生まれつき三つの宝をもっている。それは「精《せい》・気《き》・神《しん》」である。

ここにいう「精」は、生命を構成する基礎的な精微物質である。西洋医学のいう筋肉や、血管、骨、内臓、神経、脳細胞などはすべて「精」の範囲に属している。車のことを例にしてみると、車体やタイヤ、エンジン、ネジなどの部品に当たる。

そして、「気」というのは、生命の活動を維持するために欠けてはならない生的エネルギーである。ちょうど車のガソリンや電力系統のようなものに相当する。

最後に、生身の人間として、なによりも「神」が存在している。この神は、私たちの精神・意識活動のことである。この神こそが人間の生命活動を主宰するものである。やはり車を例にとると、神は運転手に当たるものだ。運転手がちゃんと運転する技術をもち、かつ頭がはっきりしていて酔っていないことが、車を機能させるもっとも重要な条件である。

現在の病院の検査は、だいたい「精」のレベルに限られており、「気」と「神」のレベルには及ばない。車検と同じく、車についての点検は行うが、運転手の頭がおかしいかどうかなどは車検では調べられない。人間は一つひとつの部品から組み立てられたものではなく、この部分の総和から新たな性質が生まれてくるのである。生き生きしている人間というのは、精・気・神を高度に統一して、機能している生命体でなければならない。

もちろん、現代医学が重視している部品そのものも決して無視してはならない。現在の日本で形式化された坐禅は、精と気のような物質のレベルの存在をほぼ無視して、精神レベルの「神」のみを重視している。ところで、車がなければ、運転手の養成は到底できない。

三つの宝の相互関係を見ると、精は物質（色《しき》）であり、神は精神（空《くう》）である。そして、気は物質と精神、または色と空の間の仲介者のようなものである。もし、座標軸で表示するとすれば、物質（色）の世界をプラス軸として、精神（空）の世界をマイナス軸とすれば、気はちょうどゼロに位置している。

それでは、気功の修行にとって、精・気・神をいかに鍛えていくのか。伝統の気功の修練は、およそ次のような五つの段階がある。

精（築基補漏《ちくきほろう》）
気（練精化気《れんせいかき》）

神（練《れん》気《き》化《か》神《しん》）
虚（練《れん》神《しん》返《へん》虚《きょ》）
道（練《れん》虚《きょ》合《ごう》道《どう》）

伝統の気功用語で表現すれば、この五段階は、「精を練って気となし、気を練って神となし、神を練って虚に返り、虚を練って道に合う」という。

二　インフラストラクチャーの整備――第一段階の「築基・補漏」（「精」）

天与の悟り性をもつ人は、修練の方法を問わなくとも目的地に着くことができるが、筆者も含めて、もっとも数多くの「凡人」たちは、ある一定の方法に沿って、科学的な鍛錬を行わなければならない。修練の第一段階は、精の修復に重点を置く、いわば車の点検・修理に相当する段階である。

「精」は広い意味でいえば、肉体の生命である。狭い意味でいえば、性的エネルギーのことである。性的エネルギーは、現在の生命を育んできたすべての情報とパワーの源泉であり、そこには新たな生命を創り出すための情報とエネルギーも含まれている。そのために、この段階では、「築基」と「補漏」の二つの作業が行われる。「築基」というのは、生命の基礎を築くことである。つまり、気功の練習を通して、いままでたまってきた病気や疲れ、ストレスなどを取り除き、肉体の故障を治していくことである。経済建設のことにたとえれば、「築基」は地域開発のためのインフラストラクチャー（基本施設）の整備の段階に当たる。

そして「補漏」とは、性的エネルギーが漏れないように、腎の気を強める練習である。気功の専門用語では、性生活の経験者を「漏体《ろうたい》」と呼ぶ。つまり、生命の原始物質としての元精《げんせい》はすでに漏れてしまったのである。これを補うために、一般の人は少なくとも、練習を開始してから一〇〇日以内は禁欲して、その後も性生活を控えれば、身体の健康状況の改善に非常によい効果が得られる。

この段階の主な効果は、身体は元気になり、精神は安定して、体力や集中力が著しくよくなり、ストレスや悩みが少なくなる。また快眠快食となる。なお、こころのどこからか喜びの感情や感謝の気持ちが湧き出してくる。

時間的な段取りからいえば、この段階は「百日築基」といわれるが、実際は、気功修練の進度は個人差が非常に大きい。なお、生活が極めて複雑になった現代人は、より単純な生活を送っていた古代人よりも修練の進度は遅い。一般には、この一〇〇日は二四〇〇時間と考えればよい。一日二時間練習すれば、三年ぐらいで完成できる。

三　体のなかの原子力発電所――第二段階の「練精化気」

内丹功の修練

肉体としての精の修復作業がある程度が進んだら、次の段階に入る。もし童貞であり、かつ身体が健康である人ならば、前段階を省略して直接この段階に入ることもできる。

この段階の練習内容は、「気」という生命エネルギーの蓄積を主としている。インフラストラクチャーの建設のことにたとえるとすれば、前段階は、建設のための土台・敷地の整備作業に相当しているが、この段階は、電力などのエネルギーの生産・供給を整備する段階である。もっと適切な表現をすれば、身体のなかに、原子力発電所のような集約的なエネルギーの基地を作ることである。この段階の作業は、気功のもっとも重要な練習ともいえる「内丹功」を例にとってみよう。

内丹術と外丹術のことについては、第五章ですでに紹介したが、ここで内丹術を理解するための最低限の基本用語をもう少し詳しくお話ししよう。

A「丹・薬《やく》・得薬《とくやく》・結丹《けったん》」……丹は「丹薬」ともいう。これは、不老長寿になるための仙薬を意味している。具体的にいえば、「薬」とは内気のことを指し、「丹」はハイレベルの内気の結晶のようなものである。練習を通して、内気が発生し、その流れがはっきりわかることを「得薬」という。そして、その内気をさらに錬って、より高いレベルの生命エネルギーの結晶体にすることを「結丹」という。

B「火」……外丹を錬るときには、火の温度が大切である。内丹術において、その火は私たちが気功を練習するときの意識にたとえられている。

C「風」……気功練習中の呼吸のことを指している。昔、煉丹炉には鞴《ふいご》がついていた。鞴を押したり引いたりすることによって風が出てくる。風(=呼吸)は、火(=意識)の強さを調節するための手段である。

D「鼎《かなえ》・炉・鍋」……丹を錬るための道具。私たちの身体を指している。炉や鍋を焼き壊すことは、健康が崩れたことにたとえられた。

E「鉛・水銀」……外丹を錬るために使う主な原料であるが、内丹術の場合、鉛は「腎気」のことを指している。というのは、腎気が五行の水に属し、冷たく、鉛のように重くて下に沈みやすい性質をもっているからだ。水銀は心気のことを指している。心気は、水銀のように、変わりやすく、上に浮かびやすい性質をもっているからである。

新しい生命力を孕む――「十月懐胎」

それでは、内丹術の修練順序をわかりやすくお話ししよう（八九頁の図5参照）。

A 「安炉設鼎《あんろせってい》」……先ほどの説明があって、わかりやすいと思うが、これは、内丹を錬るための場所を選んで、煉丹炉や鼎を設置することである。普通の場合、まず「下丹田」を選んで、鼎を設ける。下丹田は臍付近の奥にある。あるいは下腹あたりと理解してもよい。ここは、左右から見ても、上下から見ても、人体の正中にある。女子の場合、子宮・卵巣などの生命を育む重要な場所であり、男子の場合、精嚢のちょっと上に位置して、精を錬って気にするために便利な場所である。

B 「起火」……「炉・鼎」の安置場所が決まったら、火をつける。具体的な練習としては、下丹田を中心として特定の意識活動を行い、同時に呼吸を調節する。

C 「得薬」と「懐胎」……以上の練習を続けて行うと、下丹田は暖かくなってくる。これは、以上述べた「得薬」の証である。「気沈丹田」「丹田得気」ともいう。このような気の感覚は、人によっていろいろ違いがあるが、もっともよく現れる感覚は、暖かく、モヤモヤするというものだ。より上のレベルになると、心臓のように脈動している感覚や胎児が呼吸しているような感覚、あるいは太鼓を叩いているといったような感覚が出てくる。

これは、上のステップに上がるための決定的な一歩であるといってもよい。内丹術では、これを「懐胎」(身籠もる)という。この胎児は、ほかでもなく、自分自身の新しい生命である。胎児の場合、臍を通して母体と繋がって、臍帯で呼吸しているが、これは生まれる前の先天的な呼吸である。生まれた後、鼻や口を使って呼吸しているが、これは後天的な呼吸である。下丹田が再び呼吸するようになったことは、後天から先天へ返す道において、重要な意義をもっている。

D「採薬《さいやく》」と「封炉《ふうろ》」……丹田で発生したエネルギーを絶やさずに吸収することを「採薬」という。このエネルギーが十分に育った後、下丹田に封じ込め、暖かく熟成させることを「封炉」という。

E「移炉換鼎《いろかんてい》」……下丹田が「封炉」した後、次の場所へ炉または鼎を移す。新しい場所で前述のAからDまでの作業を再開する。

F「結丹」……練丹が最終的に実ることである。ただし、下丹田の結丹は、下丹田だけの練習ではできない。二番目の場所に炉・鼎を移して丹を錬り、その二番目の丹田がある程度形成されるようになってから、一番目の丹田(下丹田)の結丹がはじめて可能となる。このように、全身の九大丹田が次第に形成されて、結丹して、さらに、その九大丹田を合わせて、身体全体が一つの丹田になって結丹する。その段階を完成したら、宇宙は一つのマクロな人間のような存在となり、人間自体は宇宙という巨大な人体の丹田になる。これ以降の作業は、下丹田から全身一丹田になるように、人体から宇宙全体一つの丹田になる修練をする。なお、その修練原理とその方法は、前述の下丹田から全身への修練とほぼ同じである。

以上の修練は、「十月懐胎」と呼ばれている。「丹田得気」から「妊娠」しはじめるとすれば、一つの丹田の結丹は、胎児の成熟である。時間的にいえば、これは、だいたい一〇カ月かかる。つまり、一日二四時間で計算すれば、七二〇〇時間の練習時間がかかる。筆者の経験から見れば、経験のある教師の指導を受けて、さらに教室での共同練習による「気場」の効果を利用すれば、自分一人で独学する場合よりも、早くこの段階に到着できる。

「小周天」と「大周天」

日本の気功練習者のなかで、「大周天《だいしゅうてん》」と「小周天《しょうしゅうてん》」の修練方法の名称を知らない人はいないと思う。そうしたことから、一週間で小周天をマスターできるようなインスタント気功法の本がかなり売れている。中国の場合、一日でできる小周天法もかつて流行したことがある。東京の教室に通うある練習者は、「もし、これらの周天功法が本当であれば、釈迦を含めて、何千年来、一生懸命修練してきた人々はみんなバカじゃないか」と感想を語っていた。果たして、周天功法はどういうものなのであろうか。

第三章でも話したように、人間の体内には、「任脈」と「督脈」という二本の経絡が存在している。それらは全身の気血の運行を決めるカギを握る重要なものだ。気のエネルギーが、この任脈・督脈のなかを循環的に流れることを「小周天」という。東洋医学では、人間が生まれる前には小周天が自然に通っているが、生まれてからその流れが中断されると考えている。

また、子供の時代には小周天の流れがなお通っており、成長とともに断ちきった人もいる。筆者の一人と同じく東大の大学院博士課程に在学していたある方は、子供の時代になにか気流のようなものが体の正中線にそって前後に循環していたことを覚えていて、気功の練習を通してはじめてこれが小周天のことであるとわかったという。

気功の練習によって、この小周天の流れを再び通らせることができる。これによって、私たちの生命の存在状態は、胎児または子供のように若返りすることができるのである。

ただし、同じ小周天にしても異なる次元がある。具体的にいえば、三つのレベルがある。

A 「意通《いつう》周天」……小周天の径路に沿って気が流れていることをイメージする。こうしたイメージがスムーズにできることを「意通周天」という。速成周天功はだいたいこの類いのものである。この方法は副作用が出る可能性がある。なぜかというと、内気がまったくできていない人がイメージで小周天を回すことは、水の入っていない鍋の下に火をつけて、鍋を空焼きにしているのと同じことであるからだ。鍋は身体であり、水は気である。火は意識またはイメージである。水（＝気）がないのに火（＝意識）をつけると、結局のところ、鍋（＝身体）が壊れてしまう恐れがある。

B「気通《きつう》周天」……これは経絡周天ともいう。練習中、丹田の気が充満して、自然に小周天の径路に沿って循環するようになることを「気通周天」という。これは「意通周天」とは違い、小周天が本当に通ったことである。

C「丹道《たんどう》周天」……丹道周天の本質は、内気の循環ではなく、いわゆる「心法」、つまり、こころにかかわる方法である。昔、「金丹大道」と呼ばれた方法は、形質もなく、また体で感じるような「内気」や「外気」のことでもなく、後にあげる第四・第五段階の内容、つまり、心性にかかわるものである。

以上の三つのレベルの周天の関係から見れば、高いレベルの周天は低いレベルの周天の内容を含んでいる。たとえば、気通周天のなかに意通周天の情報が自然に含まれている。丹道周天も自然に気通周天の内容を含んでいる。

小周天の基礎の上に、さらに全身に流れている十二経路・奇経八脈が全部通ることを大周天という。大周天は小周天より高級であると思う人もいるが、実は、重要なのは小周天である。小周天が通れば、大周天はいかにも簡単に通すことができる。

四　泡を海水に戻す――第三段階の「練気化神」

以上の二段階までは、生命の物質的基礎――健康な肉体と強いエネルギーの蓄積を中心としている。気功のなかで、これは、「色法」または「命功」（命にかかわる功法）と呼ぶ。第二段階が完成すれば、色法または命功の修練は基本的に卒業したといえる。もし、健康のために気功を練習しているのであれば、この段階が終点となる。

その段階に至った者は、透視、遠隔治療、予知、予感、念写、心霊現象、念力で物質の成分を変えるなど、あらゆるこの世の中の人々を騒がせている超能力の現象に面して、ただ会心の笑みを浮かべるだけである。なぜかというと、彼らは物質の世界の真相や、エネルギーの集積と分散のルール、物質と精神の相互転化のメカニズムなどについて、ほぼ知り尽くしており、エネルギーを自由自在に操ることができるからである。

しかし、この段階にとどまるとすれば、宇宙の本当の姿はやはり見えない。『楞厳経《りょうごんきょう》』のなかで、釈迦は十種類の仙道について話した。この十種類の仙道の成功者は、気功の達人と同じく、長生きすることもできるし、さまざまな超能力ももっている。しかしこれは、宇宙・生命の真理を認識したとはいえない。

一人の生命は海の泡のようなもので、泡のもとの姿は海である。永遠なる生命を求めるならば、唯一の方法は泡であることに執着しないで、海水に戻ることである。

第一～二段階までの修練が、泡を大きくする、丈夫にすることであるとすれば、三段階以上の修練は、泡をいかに海水に戻すかが中心となる。

この段階の練習は、「気（＝エネルギー）を錬って神（＝こころ）とする」という表現のように、色法（物質・肉体）から心法（精神）へと重点を移すことである。この練習段階は、「三年哺乳」ともいわれている。三年は時間で換算すると、二万六二八〇時間の練習である。

哺乳とは、前段階の胎児が成熟して生まれたら、さらに育っていくことである。また、「三年沐浴」ともいわれている。前段階に来た人は大小周天がすべて通っており、これらの人が練習するときには、気が全身上下・内外にスムーズに流れて、ちょうどシャワーを浴びる様子に似ているのである。

五　泡も海水もなくす——第四段階の「練神返虚」

前段階までで、肉体（物質）および気（エネルギー）を完全に超越し、さらに、精神レベルもかなり高い境地に到達した。この段階は、その精神の境界をいっそう高めて、究極の「空」になる修練である。この段階は、「九年面壁」ともいう。伝説では、達磨《だるま》は少林寺で壁に面して九年坐っていたという。九年は、七万八八四〇時間の練習時間に相当する。

六　自然という「道」――第五段階の「練虚合道」

「空」の精神の域に到着したら、宇宙の本当の姿が現れてくる。そのときに、空を超えて、自らはこの本当の宇宙に溶けていくことを練虚合道という。伝統の用語でいえば、「粉砕虚空」である。つまり、「空」そのものも捨てて、宇宙の本体という「道《タオ》」に溶け込んで、永遠なる生命を得る段階である。

以上の五段階から見れば、次の段階は前段階の土台の上に立てられたものであり、同時に、前段階に対する否定＝超越でもある。気功の修練は、まさにこのように絶えず超越していく旅である。

七　禅と気功の修練レベル

四禅とは

先ほど、修練に従って現れた気またはエネルギーの反応について、より詳しく説明したが、以下、このような修練に従って、どんな精神状況の変化が出てくるかについてお話ししよう。

仏学には、「四禅八定《しぜんはちじょう》」という説がある。これは、精神状態の面から気功修練のレベルをはかる一つの基準になる。四禅というのは、禅の修練の四つのレベルである。

一禅は、万念（さまざまな雑念）が一念（一つの意識）に帰する段階である。

二禅は、喜心を生じる境である。

三禅は、安楽心を生じる境。

四禅は、喜・怒・哀・楽のようなことをすべて超える段階。

練習の方法と方向が間違いなければ、だれでも一禅までは到達できる。二禅は、喜びの感情である。

東京教室に通う主婦のYさんの事例をあげると、彼女が気功の練習を始めて以来、生活はいつもの様子でなにも変わっていないが、なぜかいつもうれしくてたまらないと感じたという。

似たような話は教室でよく聞いた。これは、二禅の境である。最近、筆者はYさんと会って、こういう話を聞いた。彼女は昔、楽しい時を過ごした後は、落ち込んでいた。最近は、楽しい時は楽しんでいるが、これが過ぎてもなにも惜しいと感じていない。平常心になってきた。これは、喜びの感情を超えて、二禅から三禅へと進む途中である。

二禅の喜びは、主に精神・感情のことを指しているが、三禅のいう安楽は、主に心と身体の穏やかな気分である。普通、気功の練習をした後、「気持ちがいいな」と思ったりするのは、このような安楽という感覚ともいえる。練習後の気持ちのよさは、一回目の練習者でも体験できる。しかし、本当の大安楽のことがわかるようになって、初めて三禅の境といえる。その大安楽の境は、大小周天が全部通ったあと、つまり、気功練習の第二段階が完成した後で初めてわかる。そして四禅の境は、気功練習の第三段階以上の境に現れる心境である。

小我・大我・無我

①小我……気功練習の第一~第二段階は、小我=自分を中心とする修練である。たとえば、この二段階の練習は、完璧な肉体と強いパワーの養成を中心とする。完成すれば、健康回復のことはもちろんであるが、仕事でもよく成功できる。しかし、健康や仕事の成功などは、他人のためにもなるが、もっとも受益したのはやはり自分である。そのために、これは小我を中心

とする段階である。

②大我……気功の第三～四段階は、「われ」という小我を超越して、宇宙と一体化することをはかっている。この二段階には、「われはすなわち宇宙、宇宙はすなわちわれ」という境に到着できる。しかし、ここでは個人と宇宙を区別しないが、「われ」という意識がやはりまだ残っている。ただし、個人という小我から宇宙という大我に昇華した。

③無我……これは気功修練の第五段階に相当する。そのときには、時間と空間、われと宇宙を区別するような意識さえもなくなる。

以上、気功の練習段階について話した。また、これは厳密な定義ではなく、ただの一つの似顔絵にすぎない。というのは、気功の境は言語道断の世界であり、言葉の表現力を超えた世界であるからだ。また、以上話したことは、基本の訓練原則であり、具体的な練習方法ではない。実際に修練する場合、指導教師の厳密な指導のもとで行うべきである。

筆者が知っている大学の医学の先生は、かつて気功の本に載せた説明の通りに周天功を独学で練習していた。気が玉枕関に上って、頭に雷のような音がして、稲妻のような光がひかった。もと本人は脳生理学の専門家であるが、こういう現象を恐がって気功の練習をやめてしまった。もともと、これは正常な反応の一つであるが、もし、そのときに適切な指導を受けていれば、大きな成果が得られたかもしれない。

健康と能力開発とストレス解消という三つの目的を解決するための、社会に普及できる気功法としては、「得薬」と「懐胎」のCステップの内容で十分だと思う。

以上、話した練習の段階は、「色法」から「心法」へ高めていく道である。しかし、本当は「色法」と「心法」は分けられないものであり、初心者は、最初からこころの問題を重視しなければならない。

気功の練習は、一つの生涯にわたる成長の過程ともいえる。ただ、生涯成長は、一生一世という区切った有限の時空範疇での生命進化であるが、気功は、この分断された有限の生命を、さらに無限に溶け込ませていく自己進化の道なのである。

第七章

練功と修徳

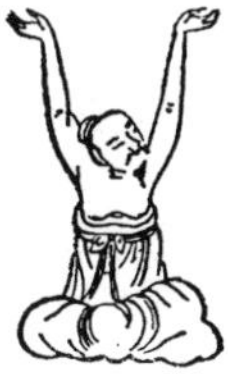

一　自然の安全弁

　気功の修練には二つの内容がある。一つは「練功」といい、身体の健康レベルや能力などを高めることであり、もう一つは、「修徳」といって、道徳心を高めることである。合わせて「功徳」という。老子、釈迦、イエスなどの修練の達人はみんな道徳のことを強調していた。老子の『道徳経《どうとくきょう》』は「道経《どうきょう》」と「徳経《とくきょう》」の二つの部分から構成され、「徳経」は「道経」の前に置かれた。そのため、三人とも現代の学者に道徳家と見られている。しかし、三人は単なる道徳家ではなく、偉大な修行者でもある。彼らが道徳を強調するのは修練上、それなりの理由があるのである。

　以前、「気功を練習すれば、日本にいながらにしてアメリカの人を倒せるか」と気功練習の初心者に質問されたことがあった。もし昔のまじめな先生だったら、たぶんこの弟子を直ちに破門してしまったであろう。これは社会のためでもあり、その弟子のためでもある。

　以前、東京の教室にAさんという、気功の練習に非常に熱心な生徒さんがいた。筆者は他の人よりも彼に多くのことを教えた。そのため彼は上達も早かった。その後、筆者は彼の心に不純なものがあると感じて、特別指導をやめた。しかし、そのときの彼の潜在能力はすでにある程度開発されていた。彼は病院で次のような実験をした。自分がビルの一階の部屋から二階にいる同僚に気を送る。その同僚の前に体温の変化を測定するサーモグラフィが置いてある。Aさんが気を送ると、サーモグラフィは同僚の体温の変化をはっきりと示した。

もともとこれはよいことであり、人の遠隔治療などにも使える。しかし、Aさんはこの素晴らしい能力を悪用した。Aさんの職場にAさんの嫌いな上司がいた。Aさんがその上司の母を病気するように呪いをかけたが、結局、自分が精神分裂の状態に陥って、気功の練習もできなくなった。こういうことを聞いた筆者は非常に悔しかった。そして、「功徳」の関係を初めから強調しなければならない、と改めて痛感したのである。

中国では、子供の超能力の開発を研究している大学の教授がいる。その教授の話によれば、子供の超能力を開発するときは、わがままな子、あるいは自分のことばかり考えている子は、わずかな超能力なら開発できるが、それ以上のところへはどうしても進めないのである。彼は、これは自然の安全弁、自然の自己保護のシステムの役割である、と解釈した。なぜかというと、このような子供にもし高次元の能力が開発されたら、自然または社会秩序を破壊する危険人物になりかねないからだ。

二　能力のアップに伴う危険性

中国には、「道が一尺高まると魔が一丈高まる」（道高一尺、魔高一丈）という言葉がある。「道」は能力、「魔」は人および自分に害を加える危険性をたとえたものだ。一丈は一〇尺に等しい。つまり、練功による能力が一増えると、それに比例して危険は一〇倍に増えることをいっているのである。

普通の人ならば、自分のために他人に害を加えようとすれば、法律のような社会的裁きを下される。しかし、ある程度の能力を得た人にとって、法的裁きのできる枠以外で他人に害を加えることも不可能ではない。たとえば、筆者および無為気功教室での練習者の経験からいえば、気功の状態で遠隔の地にいる患者を癒すことは確かにできる。同様の方法を逆用して、遠く離れた場所の他人の身体を壊すことも可能であろう。しかし、もしこうした能力を思うままに使えると思ったら、わが身を破滅へ導く第一歩になる。

この自然のなかに存在するあらゆるものは、すべてこの自然の法則に拘束されている。たとえ法の裁きのような社会的拘束の枠を超えたとしても、いわゆる天地《てんち》神明《しんめい》がいる。自然の仕組みを壊すものは必ず自然の仕組みに仕返しされる。また、その罰の軽重はその人の能力に比例する。能力が高ければ受ける罰も重い。練功のレベルの高い人にとっては、悪い考えをもつだけで罰を受けることがある。気功の修行者にとって、地獄に行くか天国に行くかは一念の差で道が分かれるのである。

練功の唯一の安全保障は「修徳」である。つまり、絶えず自分の道徳の修養を高めていくことである。

三　道徳の修養

道徳の規準

道徳の修養といえば二つのレベルがある。一つは社会的道徳、もう一つは自然的道徳である。

社会的道徳

通常、私たちがいう道徳は、だいたい社会的道徳のことを指している。社会的道徳の規準は、時代によって地域によって絶えず変わっていくものである。

たとえば、原始共産主義のときには、個人の財産は認められない、あるいは人々は個人の財産をもつ意識さえない。狩りで得た獲物はみんなで分かち合って、自分一人で独占することはなかった。もしだれかが自分の捕った獲物を隠して独占しようとしたら、不徳とされたであろう。その後、私有制が生まれてきて、私有財産は神聖なるものとされた。

また、男女の関係も時代によって変わってきた。孔子が「七歳の男女は同席すべきではない」と主張したことは、よくご存じのことであろう。中国の宋の時代に「存天理、滅人欲」（自然の真理だけを残し、人の欲望を滅ぼす）という思想がよく宣伝され、こうした社会的道徳観のなかで、一人の未婚の若い女性は自分の指が男性に触れられたため、自ら包丁でその指を切り落としたこともあった。またその行為が皇帝から表彰された。しかし、いまの時代の社会道徳から見ると、こういう行為はいかにも愚かなものであろう。

しかし、たとえいまの人間の視点から見ると、いくら理解しがたく、ばかばかしいと思われるような道徳規準も、その時代、その地域にとっては秩序の一部であり、まったく無意味のものではない。社会レベルの道徳規準は時代によって、地域によって変わる。したがって、その時代、その社会の一員としては、「郷に入れば郷に従え」で、その時代、その社会のルール、社会の道徳を守らなければならないのである。

自然的道徳

自然も自分の道徳規準をもっている。それは自然的道徳と呼ぶ。自然の道徳規準は自然の原則（道）に従うものであり、人間社会の変遷に従って変わるものではない。

そこで自然の道徳とはどういうものかについて、考えてみることにしよう。

熱いお湯をコップに入れて、しばらくすると冷めてくる。

スプレーで香水を空気中に噴霧しても、まもなく発散して薄くなってしまう。

このように、温度の高いところから低いところへ、濃度の濃いところから薄いところに移動していく、つまり、余った部分を削って、足りないところに補う。これは「天の性格」といわれる。それと対照的に、人間はだいたい一生懸命に努力して、不足のところからものを集めてきて、できるだけ余る部分を大きくしようとしている。これは「人の性格」という。

天の性格はおそらく宇宙の誕生からそうなっているのであろう。気功の修徳は、この天の性格に学ぶことである。自然的道徳は、ものをあるところからないところに運び、自分のもっているものをもっていない人にあげること、すなわち自分のことを犠牲にして人の役に立つことである。この道徳規準はどの時代でも共通なものである。

気功ではこれを「捨」(捨てること)といい、仏教ではこれを「布施」という。

布施について

最近、「布施」という用語は、いくつかの邪教団体に利用されて、悪質なビジネス方法として使われたが、果たして「布施」の本当の意味はなんであろうか。

一般の辞書には、布施について、「僧侶や人に金・品物を寄贈する」と解釈しているが、このような解釈は気功の意味ではちょっと狭すぎる。気功のいう布施は、内布施と外布施という二つの方面があり、内布施の主な内容は自分自身の欲望を捨てることである。外布施は主に自分のものを人に与えることをいう。

外布施

外布施というものには、物質と精神の二方面がある。

まず、物質の布施についてだが、お寺や神社に行くと、おおかたの人が賽銭箱に金を入れる。しかし、これは本当の意味での布施ではない。なぜかというと、物質面での外布施の本質は、自分自身の金や品物を喜捨して人々を助けることにある。つまり、人のためになすものである。ところで、神が人々の助けを必要とするわけがない。そのために、賽銭箱に金を入れることは、神のためではなく、自分自身のためにほかならない。自分自身がこの布施を通して、神の助けを求めようとしている。他人のためではなく、自分自身のためということは、決して純粋な布施とはいえないが、震災やアフリカの子供の救済、福祉事業や人類に有益的な事業に義援金を出すことは、立派な物質的な外布施の一種である。

物質の布施は立派な布施であるが、最近、その布施の仕方に大変憂慮すべき点がある。報道によると、このごろ、体や家族の悩みについて新宗教に相談に行くと、それは本人や先祖の悪業が原因であるといわれるケースが多いという。そして、その悪業を消すために数百万や億単位の大金を教団に布施した例も少なくないという。

悩みの原因が先祖の悪業によるものであるかどうかについては、本書で議論する問題ではないので別として、その教団に対する布施によって問題を解決しようとする考え方とやり方が大いに間違っている。もし、いまの悩みが先祖や自分の過去の悪業によるものであれば、当然これから善業をして過去の罪を打ち消さなければならないが、問題はその善業をどう行うべきかである。

東京大学は日本の大学のトップである。東大に入るには、自分でよく勉強して東大の入学試験を通らなければならない。自分は努力せずに、ただお金を出して、代わりにだれかに受験してもらうだけで東京大学に入学できるわけはなかろう。また、その行為は道徳と法律のいずれから見ても許し難い行為である。

それと同じく、自分が努力しないで、お金だけを神様、あるいは教祖や教団に出してすべてをやってもらうことは、自分の善業にならないだけでなく、布施されたお金が犯罪に使われたケースもあったので、その場合は善業ではなく、かえって悪業をなしてしまうことになろう。

自分を救うために「神」にお金を供えるという習慣は、いつから始まったのかわからないが、神は決してお金を見て人を救うことはしないはずだ。これは自分が神になってみたらすぐわかる。

人間がお金が大好きなのと同じく、それぞれの動物たちにも自分の大好物がある。たとえば、虫は鶏の大好物である。ある農家が十数羽の鶏を飼っていて、そのなかに一羽、頭のいい奴がいたとしよう。その鶏はよくほかの鶏をいじめたり、餌を奪ったりしているが、飼い主の人間に対しては別である。人間は鶏にとっては神様だから、人間という神から特別の面倒をみてもらうため、この頭のいい鶏がそこで祭壇を造って、自分の大好物のゴキブリを飼い主に捧げる。もし、あなたがこの鶏の飼い主だったら、そのゴキブリに買収されるだろうか。神様は決して人間社会のお金をもってスーパーに買い物に行ったりはしない。神から見たお金は、人間の目に映ったゴキブリと同様なものである。

次に、精神の布施について。神ではなく、困った人に必要なものや金銭をあげる、という物質的布施は大変有益なものであるが、これ以上の意義をもつのは、精神面での布施である。現代の日本では、生活できないほどの物質的貧困者はやはり少ない。そのかわりに、物質の豊かさに伴って、精神的に貧困な者はますます増えている。

悩みやストレス、環境汚染、さまざまな現代病、広がる対人への無関心、援助交際、いじめ問題、老人問題、家庭問題、麻薬、暴力団、邪教の流行、社会犯罪、悪質商法……私たちは多くの社会的・自然的な問題に直面している。これらの問題は、精神・意識の健康状態に根差すところが多い。私たちは、自分自身の修行を通して心を清め、さらに、人々によいものを伝え、みんなと一緒により健康な精神世界を建設しなければならない。

『金剛般若経』には、この精神的な布施について、釈迦と弟子の須菩提（スブーティ）との対話が載せられている。

釈迦は須菩提にこう質問した。

「須菩提よ、（インドの）ガンジスの河の砂は多いであろうか」

「はい、非常に多いです」

「この宇宙には無数の惑星があり、それぞれの惑星のなかに、ガンジスの河のような河も無数にある。それらのすべての河のなかの砂の数は非常に多いであろう」

「その通り、非常に多いです」

「もし、その砂の数に匹敵する金銀財宝を布施する人がいるなら、その人の積んだ徳は非常に大きいであろう」

「その通りです。それで得た徳は非常に大きいです」

「しかし、須菩提よ、私が本当のことを教えてあげよう。もし、この『金剛般若経』をよく理解し、実行して、そしてその内容を人々に教えてあげて、人々を正しい道に導く方がいるならば、その方の徳は先の金銀財宝を布施する人より大きいのだ」

ここで、釈迦はこの精神の布施の重要性を教えてくれている。

つまり、道徳の修養は金銭や物質的なものを人にあげるだけではなく、自分のもっている精神的なものを人に教えることも大変重要であるということだ。

内布施

外布施は自分のもっている物質的なもの、または精神的なものを人にあげて、人に分けることである。それに対して、内布施は自分の内面の修養のことをいう。

では、内布施はなにをするのかというと、「捨てる」ことをするのである。なにを捨てるのかというと、欲を捨て、自分を捨てる。この「自分」は多くの悩み、多くの災難の根源である。どうして人と喧嘩をするのかというと、自分が損をしたからである。どうして戦争をするのかというと、自分の主張が認められず、自分の利益がもっとほしいからである。すべてがこの「自分」から来ているのだ。

しかし、自分を捨てることはなかなか難しいので、易しいところから実行すればよい。捨てることをいわずに、よい性格の養成から始める。これも内布施の内容である。

また、布施はお返しを求めてはならない。それを「無心」の布施という。もし、お返しを求めるなら、それは本当の布施ではなく、商売の投資にすぎないのである。

以上、仏教のお布施という言葉を借りて、気功の道徳の修養のことを話した。

気功の練習者は、自分自身の練功を通して身体の健康と気功の能力を高めると同時に、道徳の修養も重視しなければならない。道徳の修養は自分のこころを清めると同時に、人には善を行わなければならない。この「善をする」ことは物質的なものを与えることだけでなく、気功の原理や方法を人々に伝えるような精神的な布施も行わなければならない。宇宙・生命の基本規律を求める道では、私たちはあくまでも二本の足で歩かなければならないのである。

四　社会の修徳

人は修練によって潜在能力を引き出すことができるが、その能力に伴う危険性を避けるために「道徳水準」を高めなければならない。人類も同じである。

人類はすでに数千年の修練、すなわち数千年の物質文明の発展によって巨大な超能力を手にいれた。人類がいまもっているすべての能力は、人間の潜在能力の延長線上のものである。「千里眼」があるから望遠鏡ができた。「順風耳」があるので無線通信ができた。透視術があってX線撮影とCTスキャンができた。「土遁術」があって潜水艦や飛行機ができた。こういうものはすべて人類の数千年の修練によって獲得された能力である。

しかし、この技術の発展と能力のアップは、人類に大きな危険をもたらした。昔、いくら凶暴な人でも、槍、弓などをもって人や動物を殺そうとしても限界があり、また環境に与える影響も限られていたが、いまは違う。

近代の鉄鋼の戦車は一九一五年に発明され、第一次世界大戦中に使われた。その戦場を見た一人の将軍はこう語った。

「ナポレオンのように指揮官が兵士の先頭に立って戦争を指揮する時代はもう去った。そのかわりに、指揮官は何千キロも離れている安全なところから電話一本で指令を下し、何千何万の若者が鉄鋼の機械によって殺される時代が来た」

しかし、もし、その将軍が第二次世界大戦を見たら、どのように語るだろうか。「世界は地獄を見た」といわれた第二次世界大戦は無差別爆撃、大虐殺、毒ガスおよび細菌攻撃、そして原子爆弾などにより、数年間で五〇〇〇万人以上の人が犠牲となった。そのなかの三分の二以上は武器をもっていない一般市民であった。

戦争中だけではなく、平和な時代にも人類のもっている能力によって環境が破壊され、被害を受けた人が大勢いる。水俣病、原発事故、地球温暖化とオゾン層破壊、そして交通事故など、人類の直面する難問の多くは、私たち自身によって作り出されたものではないか。

第二次世界大戦が終結してから五〇年たったいまは、宇宙開発と遺伝子操作の時代に入っている。人類のもっている能力はいままでにないレベルに達している。そのため、人類の直面している危険もどの時代よりも遥かに大きい。

日本の教育水準は世界一といわれている。しかし、この世界一の現代教育を受けた何人かの受験秀才が、東京の地下鉄に毒ガス、サリンを撒いて人々を恐怖に陥れた。また、その裏にはサリンによる大都市の壊滅計画も進んでいたという。このように、一つの団体の堕落、一つの国の判断ミス、一人の指導者の考えの間違い、ないし、ただ一人の操作員の操作ミス、あるいは一人の学者の暴走でも人類に大きな災難をもたらしかねない。

したがって、科学技術の進歩とともに社会全体がその道徳水準を高めなければならないのである。企業も自らの道徳水準を高めなければならない。また、社会の一人ひとりの個人も自分の道徳修養を高めなければならない。

ここにいう道徳はいままでの物質時代の社会レベルの道徳だけでなく、もっと高いレベルの道徳水準、こころの時代にふさわしい道徳を作らなければならない。この道徳は外部から加えられた制限というよりもむしろ一人ひとりのこころから発してきた慈愛によって構成されるものである。気功はこの道徳水準の達成によいヒントを与えてくれるだろう。

五　福徳と功徳――善行だけでは悟れない

この科学の発展と文明の発展によってもたらされた危機に対し、昔から文明反対論というものがある。人間が頭（識神）を使うべきではないという極端な主張もあった。また、現代でも暴力で科学技術の発展に反対する人がいる。

一九七八年から「ユニバーシティー・ボマー」（大学爆弾犯）、通称「ユナボマー」で知られる連続小包爆弾事件の犯人は、科学・技術の進歩に反対し、産業システムを転覆するために、アメリカの大学や研究機関に次々と郵便爆弾を送りつけた。「ユナボマー」によると見られる犯行は一六件発生し、三人が死亡、二三人が負傷している。

最近、この「ユナボマー」から、アメリカのニューヨーク・タイムスなど二つの主要新聞に、反科学・技術主義の長大な論文が送られてきた。犯人はその論文のなかに、「産業革命は人類に壊滅的結果をもたらした」と書いて、「科学技術はいわゆる先進国に住む私たちの寿命を延ばしたが、世界を不安定にし、人生を不満に満ちたものにした。技術の発展は今後さらに状況を悪化させる」と反科学・技術主義の立場を表明した。

そのなかに書いてあることはまったくの事実無根でもないが、暴力を使用すること自体が間違っている。また、科学技術を発展させない考え方も間違っている。もし人類全体を一人の人間にたとえれば、科学技術の発展はその人の修練に相当する。修練しなければ人類は悟れない。善行だけすればよいという考えは、修行だけでよいという考えと同じで、片足で歩こうとするようなものである。

徳を積むという言葉は宗教にも日常にもよく使われているが、厳密にいうと、この徳はまた「福徳」と「功徳」に分けなければならない。普段、私たちが人のためによいことをしたとき積んだ「徳」は「福徳」という。この福徳、つまり善行をたくさん積んだら将来よい報いがあるが、能力のアップにはならず、悟りを得ることはできない。それに対して、練習によって得た「徳」は「功徳」という。それらはどこが違うかというと、福徳は自分の欲を抑えるが、功徳は自分の欲を超えるのである。

約一五〇〇年前の中国の南北朝時代、ちょうど仏教が中国に大繁栄した時期である。梁武帝という皇帝は仏教が大好きで、たくさんのお寺を造って、僧侶に多くのお布施をした。

ある日、達磨は梁武帝に会いに行った。梁武帝は自分がこんなにたくさんのお寺を造って、僧侶にこれほどのお布施したので、将来の報いはいかがであろうか、と達磨に聞いた。達磨は笑った。

原因と結果の関係からいうと、よいことをしたので、当然、よい結果になる。しかし、これは「人天小果、有漏之因」である。つまり、よい報いがあるが、たいしたことではない。ということは、善行だけでは漏れがあり完璧ではない。したがって死後天国に行けるが、いつかまたこの世に落ちてくる。

ここで達磨がいっていることは、悟りを求め、本当の永遠の幸福を求めるには、よいことをする、つまり徳を積んだだけでは足りない。道徳の修養のほかに、修練も必要である、ということだ。両方があってはじめて「両輪」になる。これは人類にとっても、一人の人間にとっても同じことである。

第八章

気功と宗教について

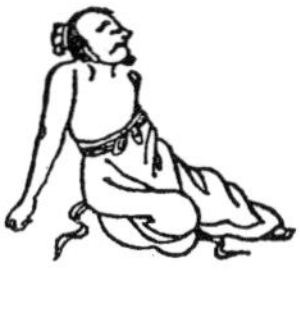

一　定義とイメージ

気功は精神世界の諸問題を扱っている。そして気功修練の内容、またはその形は多くの宗教に取り入れられていることも、よく知られている。果たして、気功と宗教は関係があるのかどうか、気功の練習者のなかにもこのことに関心をもっている人が多い。

もちろん、これは非常にデリケートな話題になる。日本文化庁宗務課の調査によると、日本で宗教法人として登録された宗教団体は二三万団体以上あり、公表された信教人口は日本の全人口の約二倍となっている。ちなみに、筆者の一人はかつて東大駒場寮に住んでいたことがあるが、聞いた話によれば、当時、東大駒場寮には、四三の新宗教団体の拠点が存在していたという。

そして世界範囲で見てみると、歴史上、起こった戦争や、現在、あちこちで起こっている地域紛争や社会的・文化的摩擦は、その本当の原因は経済問題あるいは民族や国家の問題であろうが、しかし、宗教となんらかのかかわりをもっていることも事実である。一方、宗教によって、善の道に導かれて、こころを浄め、難病が治った事例もたくさんあげられている。

ところで、より厳密な学術的意味からいえば、宗教というものをいったいどう定義すればよいのか、これが話を始める前にまず大きな問題となる。宗教の名を名乗って、宗教の形をとりながら、ビジネス活動ないしテロ活動に従事するものもないわけではない。また、宗教批判という立場を見せ物にして、新宗教のような活動をする団体もいる。このように、「宗教」を定義することは難しい。

また、私たちも長い間、気功を練習してきたが、正直にいえば、「気功」そのものを厳密に定義することがまだできないでいる。「宗教」の場合と同じく、学術界は気功についてもさまざまな定義を下したが、それぞれの定義の違いは、直接的には、各々の研究者や練習者の気功実践レベルの差に由来している。場合によっては、異なる気功流派のそれぞれの特徴を表していることもある。

さらに、私たちの耳にもっともよく馴染んでいる「科学」というものを、いったいどう定義すればよいのだろうか。おそらく、統一的で絶対的に正しい定義はいまだなされていないであろう。したがって、ここでは宗教と気功、ないし科学そのものについて論じる場合、それらの定義の問題は避けたいと思う。

これは、検討の対象をはっきりさせないということを意味するものではない。むしろイメージ的なレベルでその概念を一般化したい。たとえば、「宗教」という言葉を聞くと、専門家は別として、一般の人々の頭のなかには、おそらく、礼拝堂やお寺のような建物の映像、宗教の儀式や祈禱の風景、経文を唱える声、特別な制服を着ている信徒、そして、なによりも共同信仰の対象としての教祖や創立者、崇拝される者の偶像（形のない場合もある）などが浮かんでくるだろう。

また、私たち気功の練習者にとって、たとえ気功についての厳密な定義がわからなくても、だいたい気功はどのようなものであるか、頭の知識のレベルではなく、身体の知恵として実感できるだろう。同じように、科学についても、だいたいの印象として、これは、理性に基づいて、西洋を中心にして発達してきた近代技術・学問であり、これによって近代物質文明が築き上げられてきた、ということが自明の前提条件となっている。

私たちは、もし厳密な学術の原理とは別のレベルで、以上のように、宗教・気功・科学についてのイメージをそなえていれば、次の検討を進めることができよう。とりあえず、ここで強調したいのは、「名・相」（名称や形）にこだわらず、それぞれのものの実際の存在状況とその内在的本質をつかむということである。

宗教は、人々の生き方、内心世界、個人感情、社会環境、時代認識、経済背景、政治制度、国際関係、文化様式、行動パターンなどと深く結びついており、これらのこととかかわって、これまで、宗教の歴史、哲学、文学、心理学、社会学などについて、多くの研究がなされてきた。これらの研究は、宗教の内的・外的関係を総合的に把握・認識するために大きな価値を有している。ここで、あえて宗教問題を正面から取り扱うつもりはない。あくまでも、従来ほとんど認識されていない気功と宗教との、あるいは科学との関係について検討したい。

なお、このような検討の出発点は、純理論や学術のような討論よりも、むしろ私たちの実際の修練にとって、どれぐらい現実的意味をもつか、という点であり、これに絞って吟味したいと思う。

二　宗教の原点に立つもの

歴史から見ても、内容から見ても、気功のような心身修練の学問は、あらゆる宗教のルーツであり、宗教の原点に立つものである。

宗教は、そもそも精神と肉体（物質）の関係に対する問題関心に由来するものであろう。広げていえば、精神と物質の関係から、生命・自然の真の姿はなんであるのか、宇宙の本源はどこにあるのか、これら究極の問題を問いかけて、それに答えようとするものである。

異なる宗教間には、その発生時期、地域、民族、歴史的な契機、および教義などにおいて、違いが見られるが、以上のような問題関心は、どの宗教にも見られる共通なものであり、宗教の原点であるといってもよいと思う。

しかし、宗教が誕生する遥か前の時期に、古くから、地域や人種を問わず、世界中のいろいろなところで、人々はすでに気功を実践していた。私たちの祖先は大昔から、気功の方法をもって病気を癒し、体力を強め、精神力を高め、生命・自然・宇宙の秘密を探索していた。そのなかで高度に体系化されたものとして、中国の気功とインドのヨーガがあげられる。

インドでは仏教が誕生する以前に、ヨーガがすでに発達しており、釈迦自身もさまざまなヨーガの修行を重ねた上で、悟りへと到達した。釈迦は、修行によって悟ったことや修行によって見えた世界の本当の姿を人々に語りつづけて、これらの話が後に仏教経典の一部となった。

そして、気功のことを見てみると、それは仏教または道教からきたものではないか、と誤解している人が少なくない。この問題に答えるために、まず、歴史をちょっと見てみる必要がある。

気功理論のもと、全体性思想のシステム・モデルである『易経』は、およそ紀元前五〇〇〇年につくられたものだと伝えられている。また、その『易経』が文字記録として体系化されたのは、紀元前一一〇〇年の周文王の時代である、という歴史記録がある。そして、気功のもっとも重要な経典の一つで、「無為」の思想を唱える『道徳経』は、紀元前五世紀に生きた老子という人物の著作である。老子は、春秋戦国時代の諸子百家の一流派である道家思想の創始者とされている。なお、中国医学および気功養生学の聖典とされた『黄帝内経』は、春秋戦国から秦・漢にかけての時代の医学や気功治療学、養生学の著作を集大成したものである。

いうまでもなく、気功の実践の歴史は、これらの気功理論の歴史よりもずっと長いのである。気功の理論は、気功の実践の長い歴史的蓄積のもとで次第に体系化されたものと考えられる。およそ紀元前四世紀の「行気玉銘」は、一つの玉石に彫った四五文字の気功練習法の銘文である。現代まで伝わってきた小周天功法のほとんどが、「行気玉銘」に記した方法の枠を超えていない。

また、一九七三年、中国湖南省で「馬王堆漢墓《まおうたいかんぼ》」が発掘された。この紀元前二世紀の漢時代の古墳からは、竹簡と絹の上に書かれた十余万字の文書史料が発見されたが、そのなかには『養生方』『導引図』『却穀食気』『道徳経』『周易』などの重要な気功文献が含まれていた。なお、同じ墓で掘り出した帛画《はくが》（絹に描いた絵）には、動物の形を真似したさまざまな気功の動功の方法も描かれていた。

では、仏教と道教はいつから始まったのであろうか。いまから約一八〇〇年前に、中国で道教が成立し、仏教は道教より約八〇年早く中国に伝来した。だから気功は道教・仏教などの中国の主な宗教より遥かに歴史が長い。中国では、これらの宗教がまだ揺りかごにいたときに、

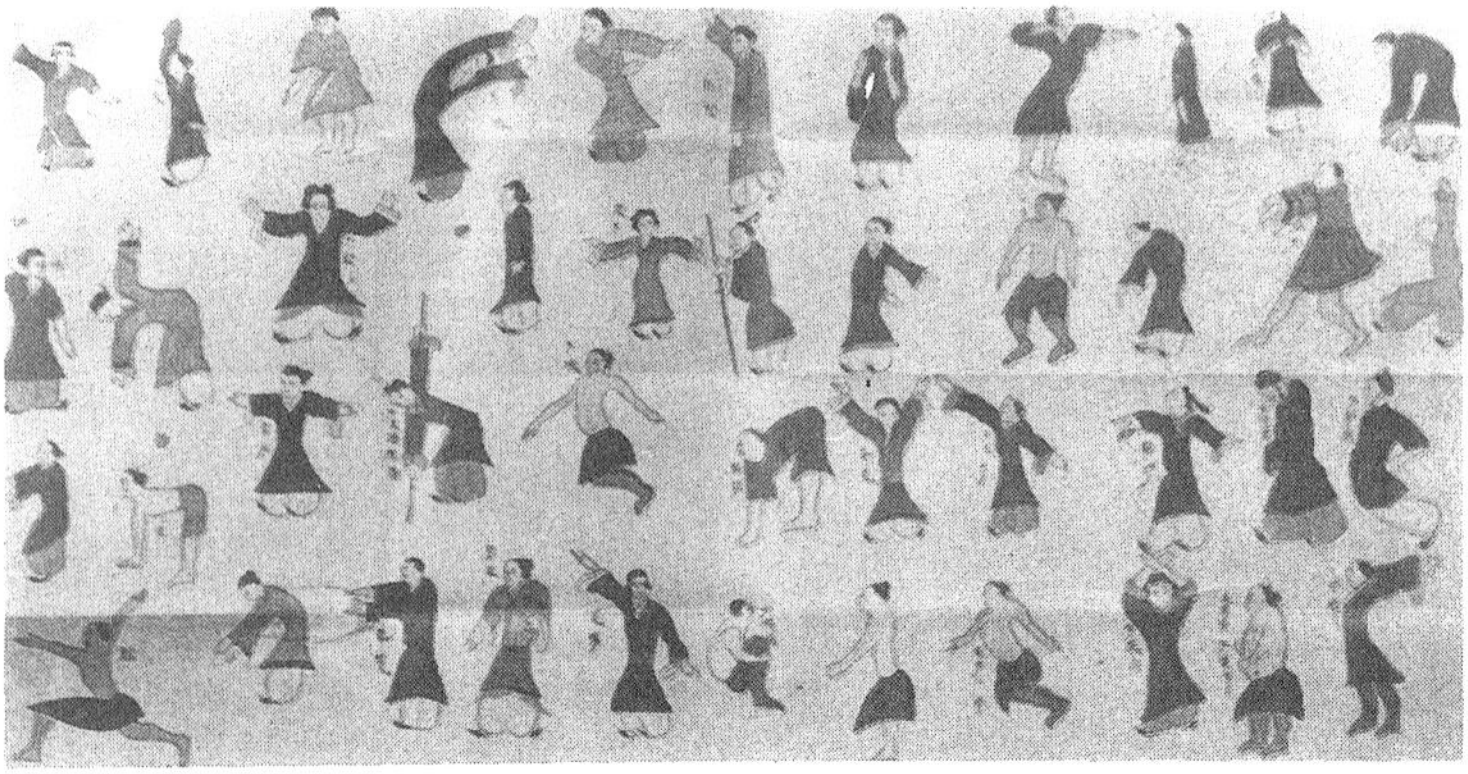

図6　馬王堆三号墓（B.C.168年）から発掘された帛画導引図（復元図）。これは、いままでに中国の考古発掘によって発見された最古の気功図である。

気功はすでに高度な理論システムと成熟した技術体系をもつようになった。そのために、道教や仏教などの宗教が中国で発生したときに、気功がその最大の栄養源となったことも自然の成り行きとして当然である。

そのうち、道教は理論から、あるいは修練技術からいっても、気功の大衆版、または文庫本のようなものになっていった。もちろん、根本的な面で違いがある。まず、気功理論とその方法は、高度に科学化・体系化されており、極めて厳密なものである。これに比べると、道教の教義はかなり粗末なものである。

また気功は、あらゆる超自然的神の存在を認めないが、道教には、玉皇大帝をはじめとする数多くの訳のわからない神祇が祭られた。ちょうど太陽の光の下に、歪んだ形で映った一本の樹木の影のようなもので、太陽の光は宇宙の基本法則であり、その光を受けた樹木は気功であり、そして、その影は宗教である。もちろん、道教の達人たちのなかには、ハイレベルの気功熟達者が多いということは周知の事実であるが、彼らは、あらゆる道教の宗教上の教義や礼儀をすべて捨てて、もっぱら気功の修練をしているだけなのである。

さて、仏教に目を向けてみると、仏教はもともとヨーガ修行によって実った結果であるので、中国伝来後、気功に対して大きな影響力を与えた。中国の気功練習者にとって、釈迦の教えは、老子の『道徳経』をはじめとする道家文献と並んで、気功修練のもっとも重要な指導文献となっていた。

それと同時に、逆に気功は中国仏教に対して同じように大きな影響を与えた。気功と仏教哲学とは、ちょうどインドのヨーガ（実践）と仏教哲学の関係のように、表裏一体の関係にある。（もちろん、これは便宜的な比喩にすぎない。つまり、気功そのものは理論と実践両方をそなえている。仏教哲学もただの理論ではない。修行の進んだ状態ならば、理論すなわち実践、実践すなわち理論であり、両者は一体となっている。）

現代、中国で「仏家功《ぶっかこう》」と呼ばれている仏教系の修練法を見れば、その中身のほとんどが中国在来の気功法である。たとえば、筆者の師、劉永言先生が受け継いだ「少林寺一指禅」は、現代中国の代表的医療気功の一つであるが、もともと達磨大師から教わったものであると伝えられている。劉先生の師である峴禅法師《けんぜんほっし》までは、一指禅は代々少林寺の正統僧侶のなかの一人しか受け継ぐことのできない仏門気功であった。しかし、その修行方法から応用技術までを見ると、秦・漢時代以前の中国気功と中国医学の流れを受け継いだものであることがわかる。

一指禅だけではなく、中国のほかの主な仏家気功、たとえば、密宗、天台宗、臨済宗、峨嵋《がび》派、禅密功のいずれもが、仏教哲学の「心法」の内容が中国在来の気功法に溶け込んだ上で成立したものであると思われる。

もちろん、気功と宗教の関係は、仏教と道教にかぎらず、数多くの伝統宗教に見られる。イスラム教のスーフィズムの行法も、これは実に一種の気功修練であるといえよう。なお、後にまた触れるが、キリスト教の聖書や祈禱の方式から見れば、気功と共通するところが非常に多い。

近年来、アメリカで流行し、日本にも伝わってきた一種のキリスト教系の病気の治癒方法がある。これは、ある患者の病気を治すために、大勢の人を集めて神に祈るという方法である。場合によって、このような儀式は特定の能力のある神父が行う。私は、池袋のある教会（キリスト教系の新宗教ではない）の神父と会ったことがある。当時、彼はアメリカからこのような能力をもつ神父を招いて病気を癒す儀式を行っていた。

気功の知識をもつ人は、このような治癒法は気功治療の原理と実に同じであることが容易にわかるだろう。

三　宗教の神秘は虚であり、気功の神秘は実である

気功に伴う心身現象やその客観的効果は、あらゆる宗教の奇跡や神話を支える現実の基礎となる。

宗教は必ず奇跡を伴っている。ほとんどの宗教の経典には、枚数を惜しまずに、その宗教の神や教祖、ないし信者をめぐって発生した奇跡・神話などを詳しく記述している。現代の新宗教は、特に奇跡や超能力をブランド商品化してその宣伝に余念がない。

では、これらの宗教神話や奇跡をどのように見ればよいのだろうか。もちろん、信者はこれらを無条件に信じてしまう。これに対して、「徹底した科学主義者」または「科学万能主義者」たちは、これを一言のもとに否定する傾向が強い。そして、簡単には否定できない部分、かつ現在の科学の認識レベルでも解釈できない部分については、とりわけ目を閉じて見ないふりをする。ある意味でいえば、これらの者も一種の宗教信徒と見なすことができる。

その宗教に名を与えるとすれば、「科学万能教」あるいは「科学信仰教」と呼んでもよいの

かもしれない。なお、神話や奇跡に関しては、これまでは、だいたい宗教人類学、宗教心理学、民俗学、比較文化学などのアプローチから研究がなされている。

ところで、もっともよくあげられる奇跡の一つ、すなわち病気を癒すケース、医学の専門用語からいえば、「典型症例」についての分析はほとんどなされていない。この類いの研究のなかには、神話や奇跡について、説得力のあるものはあまりにも少ない。そして、近年来、気功学や人体科学、「非主流医学」の進展にともなって(本当は、筆者は「非主流医学」という用語には賛成しない。なぜならば、これは、西洋医学本位の見方から生じた用語である。中国では、気功や中国医学の治療は、西洋医学の治療と並行・交錯しており、どちらでも主流医学であるからだ)、こうした奇跡の本質に迫ることができるようになり、これまで謎とされた闇にようやく答えの光明が見えはじめてきた。

確かに、これまでの伝統宗教の信者のなかには、非常体験を経た者や、身体の病いを癒した者は少なくない(自分の賛成できない用語をたびたび使わざるをえないことを大変恐れているが、筆者は、「非常体験」という表現は正しくないと思う。いわゆる「非常体験」は、気功や気功に似た状態(たとえばシャーマンなど)のなかで誰でも経験できる「気感」、および気功や気功に似た状態に伴って発生した自然諸現象のことを指す。ちなみに、気感とは、練習状態のなかで生じた精神・肉体の「気」への感知である。何千万人の気功練習者にとって、これはごく当たり前のことであり、な

ん ら非常や特別なことでもない)。現代においても、超能力を開発したい、あるいは病気を治したい、といった目的をもって新宗教に入る人々が多いことも、学者やマスコミからよく指摘されている。

一例をあげれば、数年前、世の中を騒がせたある新宗教のなかに弁護士の信者がいたが、あるテレビ番組のなかで、その弁護士の入信の動機は腰痛を治すためであった、と専門家たちが語っていた。引き続いてのテレビ討論のなかで、専門家たちは、その弁護士は子供の時期によくいじめられた、または彼は頭がよかった、孤独感が強かった、などの個人的人格上の、または社会教育、社会環境の原因などを論じて、さらには、現代日本の偏差値教育など、さまざまな面で宗教に裏から影響を与えた社会的・教育的な諸問題を取り上げた。

しかし、例の「腰痛問題」だけはだれもが忘れているようで、再び言及されることはなかった。果たして、その人の腰痛が治ったのは本当であるのかどうか、治ったとしたら、なぜ治ったのか。学者たちはこれには興味がないようである。

筆者が知っているある元代議士は、かつて腰痛があったが、彼はたまたまある新宗教の会場にいて、三〇分ぐらい立っていると、腰痛が軽くなったという。例の弁護士の腰痛が完治したかどうかわからないが、宗教が腰痛を治せるのは確かである。腰痛だけではなく、癌やほかの難病が治ったという事例も、いくつもの新宗教のパンフレットに宣伝されている。

そのほとんどが誇張や嘘であるかもしれないが、逆にその一〇〇パーセントが真実であるとしても、なんの不思議もない。宗教の祈禱を行うときに、信者の精神は高度に集中し、かつ特定の動作を繰り返し、呼吸も整えている。これは、もともと気功の調心（こころの調節）・調身（形の調節）・調息（呼吸の調節）の練習方法である。このような「三調」を行えば、病気治癒の効果が出るのは当たり前のことである。

しかし、もし信者たちに気功の知識がまったくなければ、病気が治ったことを、すぐ教祖や神様の力と短絡的に結びつけて理解してしまうのも当然のことである。だが、これは神の力でもないし教祖の力でもない。自分自身の練習の効果であり、自分自身の力である。

宗教に伴って発生した奇跡は、気功の角度から見れば、その存在の可能性が十分あると考えられる。これは、ただの推論ではない。現実には、現代中国の気功師や特異功能者が行ったさまざまな実験は、場合によっては、仏教やキリスト教の経典に描かれている釈迦やイエス・キリストの行った数々の奇跡よりも素晴らしい。

たとえば、一九八〇年代末、中国のある著名な気功師は中国科学院や清華大学などの国の代表的な学術機関の学者とともに、「気功治療の生物物理学の基礎的研究」のプログラムを行った。この研究グループは全部で六本の論文シリーズを発表した。これらの研究によって、気功師の発した外気は、水・生理食塩水・葡萄糖水などの溶液構造に影響を与えることが証明された。また、DNAとRNAの分子構造にも影響を与えることがわかった。この気功師が同大学で行ったほかの実験は、気功師の発した外気は、生命体だけに対して影響を与えるのみならず、非生命体に対しても同様に影響を与えることを明らかにしたのである。

もちろん、奇跡はまだまだある。また、このような奇跡は、必ずしも気功の達人しかできないものではなく、気功の初心者や子供によって行われたケースも多い。たとえば、①人体透視、②患者と遠く離れた場所で行う遠隔診断・治療、③密閉された瓶のなかから「イメージ」で錠剤を取り出す、④イメージで金属を切断、またはこれを溶接する、⑤「イメージ」で紙に字を書く、または字を消す、⑥気功麻酔（麻酔薬を注射せずに、患者に気を注ぐだけて、全身麻酔しないとできない手術を行う）、⑦気功の会場で、初めて参加した半身不随の患者がその場で歩くようになる、癌やしこりが消えた……これらの事例は枚挙にいとまがないほどである。もし、気功の研究が行われなかったら、これらの奇跡をつくった人間は、まわりの人々に神と思われて、これらの事例も神話の一部としてなんらかの経典に記録されたかもしれない。

『新約聖書』のなかには、イエスの病気治療の奇跡がたくさん書かれている。治った病気の種類は、癩病、片手の筋肉の萎え、中風、熱などがある。この治療方法や治療するために使った言葉など、現代のすぐれた気功師のそれと驚くほど似ている。

「ルカによる福音書」には、次のようなことが記されている。

ある女子が十二年間、血漏を患っていたが……彼女がイエスの後ろに来て、その上衣の端を触ったところ、血漏はすぐに止まった。……ところがイエスはいわれた。

「私に触った者がある。私から力が出て行くのがわかった」

別の訳本には、出て行く「力」のことは、「能力」と訳している（「我に触りし者あり、能力の我より出でたるを知る」）。

筆者の師、劉永言先生は、三カ月間、寝たきりの脳卒中患者に、一指禅気功点穴療法を五分間施術しただけで、患者はベッドから下りて自力で歩けるようになった。この現代の病院で行った気功治療の事実は、いかなる宗教の経典に記録された教祖の神話と比べても、少しも見劣りがしないだろう。

気功を練習している方なら、血漏（子宮出血）や脳卒中の患者を治した経験はないかもしれないが、なんらかの「力」または「能力」が体から出て行くことを感じたことはだれしもあるだろう。

初めての人でも、「開合運気法《かいごううんきほう》」を一〇分間行うだけで、手のひらからなんらかのもの（これを「気」と呼ぶか、「力」あるいは「能力」と呼ぶか）が出たり入ったりすることを感じる者が多数いる。

もし、気功の体験がなかったら、以上の聖書の内容はいかにもわかりにくいものになるだろう。しかし、わずかの気功練習を行うだけで、「能力の我より出でたる」ことは、普遍的に存在する「外気」現象の一つであることがすぐわかる。これを「知る」ことは、通常の気功用語でいう「気感」(気の感覚)そのものである。そして、私たちはイエスと同じようなことを体験することができ、これによりイエスに対して親しい感情が生じてくる。修練のレベルが上がれば、イエスの行った奇跡は私たちも行うことができる。その意味でいえば、気功は神への接近の道であり、われを神にする道である。

四　神とはなにか

神とはなにか。神はすなわち、われのこころである。いな、われをなくすこころこそ神である。すべての宗教ではないが、大部分の宗教においては、人間に対して存在する絶対的な支配者としての神が祀られた。以前、何人かの練習者に「インドのサイババは本当の『かみさま』ですか」と聞かれたことがある。その問題に答える前に、まず、「かみ」とは何かを答えなければならないと思う。

漢字では、「かみ」を「神」と書く。気功の練習は、神とは切っても切れない縁がある。たとえば、気功の練習には、「形神合一」という表現がある。ここで、「形」はかたち・肉体・物質の部分に当たり、「神」はこころ・精神・意志のことである。「形神合一」とは精神と物質の統一のことをいう。また、第六章で話したように、気功の練習には「精→気→神→虚→道」という五つの段階がある。すなわち、「練精化気・練気化神・練神返虚・練虚合道」である。ここでいっている神はほかでもなく、こころ・意識そのものである。

第二章でお話ししたように、気功においては、さらに神が「識神」と「元神」という二つの対立かつ統一的な部分に分けられる。気功の「神」に関する練習は、主に元神のレベルのものである。

元神を養う主な方法は、「入静」である。入静というのはたびたび述べてきたように、頭からさまざまな雑念（識神）を取り除き、静かにさせる方法である。言い換えれば、元神に対する邪魔をいかに識神から有効的に取り除くか、ということだ。これは、あらゆる気功法に共通する最大の課題である。

日本では、日本医科大学の品川嘉也教授が気功状態の脳波を観察して、いくつかの先端的研究を行った。彼は気功状態に入る人の脳波を観察して、次のような四つの興味深い現象を見出した。

第一は、目を閉じて「なにも考えていない」ときの気功師の脳波は、α波のパワーが非常に小さく、平均すると一般人の半分以下程度しか出ていない。さらに、α波だけでなくβ波も小さく、いわゆる平坦脳波に近いときさえあった。平坦脳波というのは、「脳死」のときに見られる脳波なのである。

第二は、静功のときには脳波の動きが激しく、動功のときには脳波の動きが減少した、という気功以外には見られない現象があった。第三は、気功師の脳波に共通してスパイク波という振幅の大きな、とがった波が観察された。第四は、気の送り手（気功師）と受け手の脳波を同時に測定したところ、両者の脳波に強い同調性が認められたことである。

品川教授は、特に第四の現象に驚いて深い関心を示した。中国の気功研究の場合にも、おおかたの研究者が、初めのうちは気功の「外気」と関連する現象に強く惹かれていた。しかし、気功の練習者の立場から見れば、気功の本質にもっともよく迫っていたのは、品川教授が観察した第一の現象であった。

気功の専門用語には、「心死神活《しんししんかつ》」という言葉がある。ここにいう「心」とは、識神＝大脳の後天的活動であり、「神」というのは、元神＝先天的意識のことである。元神を活かすためには、識神の働きを最大限に取り除かなければならない、これが「心死神活」という言葉の意味である。

品川教授が観察した第一の現象は、まさに気功の高度な入静状態のなかで現れた「心死神活」の現象である。入静（「心死」または「脳死」）の状態が高いほど気功師のもつ智慧や能力が高い。究極の入静は、仏教用語では「空《くう》」「定《じょう》」と呼ぶ。この「定」から、究極の智慧が生じてくるという。

もちろん、元神と識神の両端の間に、いくつもの中間（中継）レベルの意識層がある。西洋の心理学的な用語を借りて表現すれば、潜在意識や無意識などである。次に、よりわかりやすくするために、一八一頁にモデル図を示す。

これはピラミッドの形である。縦軸は時間軸であり、上る方向は順時間運動の方向。たとえば、誕生↓成長↓成熟↓老化↓死亡の過程は、一種の順時間の運動と考えられる。

地球の発生↓発展↓成熟↓滅亡の過程も同様に、一種の順時間運動である。下がる方向は逆時間運動である。私たちの過去への回想、児童時代への懐かしさ、地球環境や動物の保護、気功練習を通して先天の気が再び蓄積されることによる身体や精神状態の若返り（逆戻し）……これらはすべて逆の時間運動の表現である。横軸は空間の広さを示す空間軸、もちろん、この空間は平面の空間ではなく、時間要素も含めての多次元的な立体空間である。

そのピラミッドの頂点に立つのは識神であり、その底辺にあるのは元神である。その中間には潜在意識があるが、フロイトが精力的に描いたのは、だいたいこの次元の意識世界である。

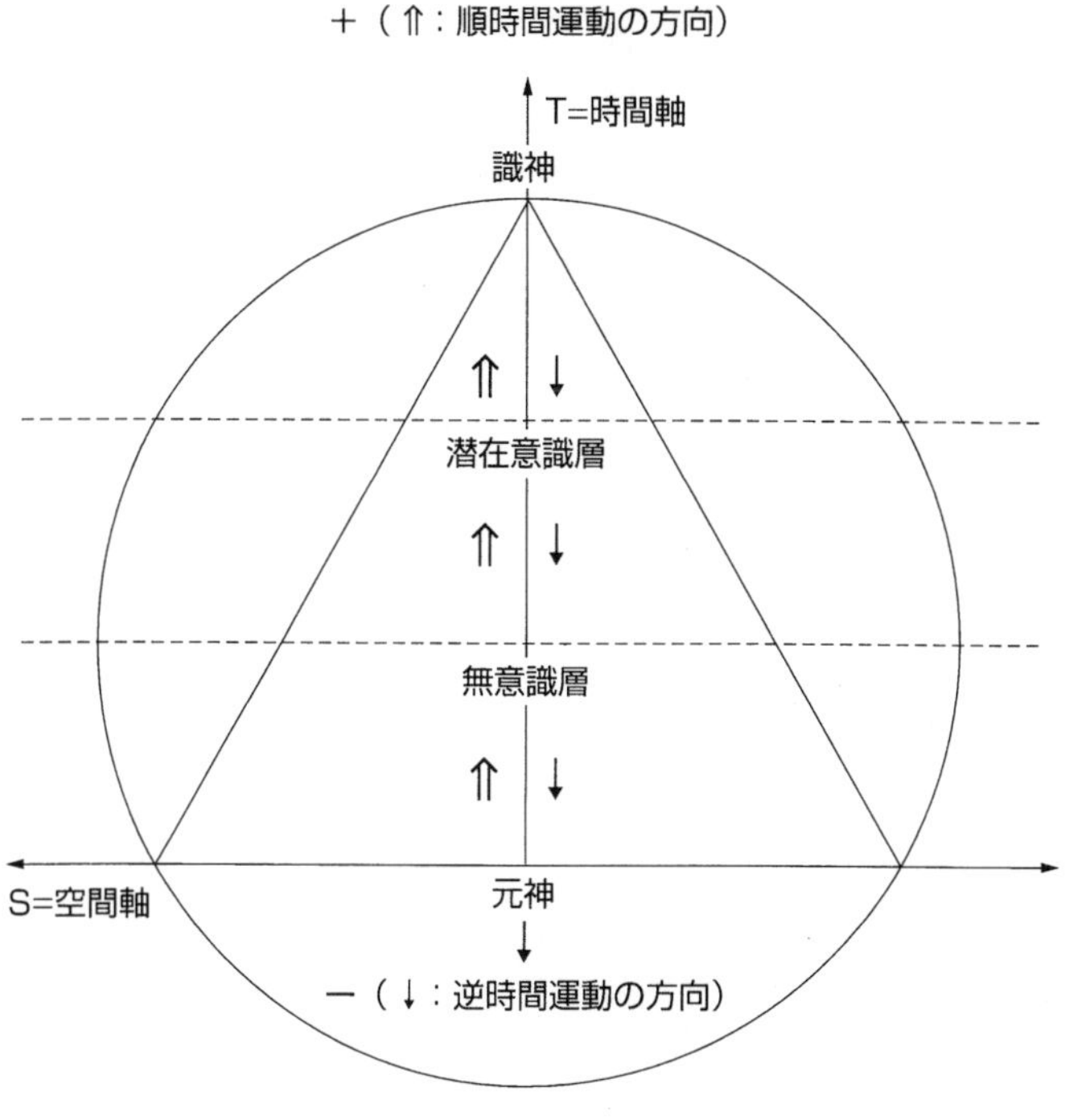

図７　元神・識神と時間・空間の秩序を示す図

そして、元神に近いのは無意識のレベルであり、その無意識の究極のところ、すなわち自己意識のない「空」の状態に元神が存在している。

人間は赤ちゃんや児童の時代には、識神はまだ未発達であるが、元神はより豊かである。そして、大脳の発育や教育の進展に伴って、私たちはますます頭を使ってものを考えるようになってくる。本能や感性ではなく、むしろ理性・論理や経験・学識をもって、ものを推理・判断する。その過程は元神と離れる過程であり、順時間軸に従っての成長・成熟の過程でもある。同時に、死亡への邁進過程でもある。識神は順時間軸をめぐって、高度に発展する産物であるが、空間の幅から見れば、ますます狭くなってくる。

反対に、元神空間の幅はもっとも広い。このレベルは自己意識のないレベルである。あらゆる人間の「意識」に通じている。人間と動物・植物の「意識」に通じている。現在・過去・未来に通じている。時間と空間に通じている。より正確にいえば、自分と他人、人間と動物・植物、生命体と非生命体を区別する意識がない。現在と過去と未来の区別がない。時間と空間の区別がない。精神と物質の区別さえもない。すべてのものは同じである。

これの広さは、宇宙の広さと同じである。そのために元神は宇宙意識ともいえる。

そして、識神と元神は一つの円でまとめられて、対極しながら互いに依存し合って、宇宙の陰陽の均衡を表している。

この境界は気功の高度な段階で初めて体験できる。この段階は、気功練習の最終の二段階「神を練って虚になり、虚をもって宇宙と一体になる」(練神返虚、練虚合道)であり、その修練過程を完成すれば、「われはすなわち宇宙、宇宙はすなわちわれ」となる。気功の経典のいう「真神顕現」の状態は、まさにこのような状態を指している。

そのレベルになれば、「すべてのことがわかる、すべてのことができる」(無所不知、無所不能)の境に立ち、自己意識が消滅し、本当の愛の気持ちが自然に湧き出して、いな、愛を超えて、愛と憎の区別さえもない無限の大慈大悲のこころをもつようになる。このこころはすなわち仏心となり、そのような仏心をもつ人は、すなわち神様となる。

五　信徒になるか、神そのものになるか

宗教は信徒を養成し、気功は神を養成する。信徒は神にこころを捧げ、気功家は自分のこころを発見することとなる。

ここまで、気功と宗教の似ているところをいくつか述べてきた。しかし、両者には根本的な違いがある。その違いは、簡単にいえば以下の三点にある。

①目的……宗教は、安心・慰め・幸福を得ようとして、神などを信仰し、その目的は「善」であるともいわれている。ある意味でいえば、科学は「真（実）」を示し、芸術は「美」を求め、宗教は「善」を行う。では、「善」と「悪」の規準はいったいどう決めればよいのか。人類社会には、時代を異にして異なる道徳規準があり、異なる法律秩序、および善悪の世俗的な観念がある。同様に、異なる宗教の善悪観はすべて同じではない。しかし、あらゆる宗教にとって、自らの神こそは善の化身であり、自らの教義こそ善の秩序である。したがって、これに反するものはすなわち悪となる。善を求めるために悪を消滅すべし、と考え、極端な場合、一人の異教徒を殺せば、一つの功徳を増やすことになると説く。無差別殺人の論理もまさにこのような考えの延長線上に位置している。ここで、神への信仰はすなわち善のこころとなる。本当の信仰そのものは、自らの身体やこころをすべて神に捧げることを条件（代償）とする。

これに対して、気功にとって、究極のレベルでいえば、善も悪もなく、愛も憎なく、正も偽もなく、主観の価値判断や個人の好き嫌いもなく、あるのは宇宙・自然の客観的な規律そのものだけである。その客観規律、すなわち老子のいう「道」を認識することが、気功の究極の目的である。この究極目的を達成するために、修練を通して悟りを開かなければならない。

②手段（方法）……宗教にもさまざまな修行方法がある。たとえば教義を読むこと、祈禱を行うこと、そして気功やヨーガのような修練方法もたくさん取り入れている。しかし、その目

的は、宇宙の客観規律を認識するためというよりも、むしろ神への信仰を深めることである。宗教にとっては、信仰を深めるための有効な手段として使える場合のみ、修行の正当性が認められる。その意味からいえば、程度の差はあるが、あらゆる宗教の儀礼や修行は、すべてマインドコントロールの要素を含んでいる。

これに対して、気功にとっての修練は、悟りを開くためのものである。宇宙・生命の基本法則を認識するための道具である。宇宙の法則を認識するために、自分自身の修練を通して、自ら実証することがもっとも重要な方法である。これは、仏教哲学のいう「実相般若」である。「実相般若」の真実は、誰かの教えによってわかるものではなく、自分自身の修練を通して悟るしかない。そのために、気功は実践性の非常に強い学問である。また、そのアプローチは、近代科学のそれと一致している。

近代科学は実験の上に成り立つものであり、実験によって証明できないものは認めない。気功の修練もまさにこのような実験であり、気功の理論は修練実験の結果である。気功の修練の段階では、それぞれの明確な証しが得られる。(一九八〇年代以来、このような実験は自分自身による修練という内向きの方法にかぎらず、近代科学の方法による実験、すなわち外向きの方法によって、かなり豊かな成果を得た。) たとえば、身体 (健康) 状態の改善指数や、精神状態の改善指数、内気・外気の実力指数、病気治療などの実際応用能力の指数など、これらのことはすべて実証できるものであり、自分はどういう段階に来ているのかも、自分でわかるし、他人もわかるようになった。決して空中に築かれた理論の楼閣のようなものではない。

もちろん、方法そのものは、ある程度純客観的なものであり、よくも悪くもない。たとえば、催眠術は数々の病気を治した実績をもち、医療分野に大きな応用価値のある方法であるが、逆に、マインドコントロールの方法として利用されて、犯罪の手段の一つにもなる。これは、ちょうど包丁のようなもので、調理道具としても使えるが、殺人道具としても使える。問題はだれが使うか、何のために使うかということである。気功の方法も同様に、人を救うためにも使えるし、人に害を加えるためにも利用することができる。気功には、こういうことわざが残っている。

「よい人が善の目的で邪法を行えば、邪法も正法になり、悪い人が悪の目的で正法を使えば、正法も邪法になる」

まさにそのために、昔から現在まで、気功の中心的な内容はほとんど門外不出のものとなり、すぐれた先生は入門弟子を受け入れるときに、大変慎重な態度をとり、弟子にさまざまな試練を与えて、何十年もの観察期間を経てはじめて正式に教えるようになるケースも少なくない。

③結果……以上のような目的と方法の違いから、必然的に結果の違いが出てくる。結局のところ、宗教が養成するのは、神に絶対服従する大勢の信者であり、気功が養成するのは、神そ

のものである。密教には、「即身成仏」（わが身をもって仏陀となる）という言葉があり、これはまさに気功修練の結果を示している。こころを神に捧げる信徒とは正反対に、気功の練習者は、自分のなかに潜んでいる神のこころを発見して、自ら神になるのである。

第九章

気功はこころ

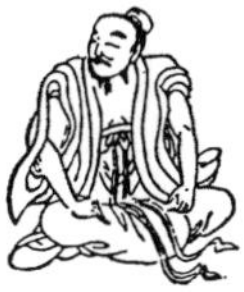

気功修練の究極の問題はこころの問題であり、練習時の心構えは練習の効果に大きく影響する。また、気功修練の過程はこころを浄化する過程でもあり、こころの里帰りの旅ともいえる。

一　短気は損気

日本の緑茶は出が早く、たいていお湯を入れるとすぐ飲めるが、二、三回出した後は味が薄くなる。中国の本場の烏龍茶は出が遅い。お湯を入れてからしばらく待たなければ味が出ないが、四、五回お湯を入れてもまだおいしい。そのため、中国茶を入れて飲む場合、あわててはいけない。「短気は損気」だからである。

中国の気功を練習するときもこれと同じであって、短気は損気であり、練習を続けることが重要である。

気功による健康の回復は、血圧を下げる薬を飲むのと違って、すぐには効果が現れないことが多い。もとから治すため時間がかかるのである。腐食によって水道管に穴ができて水が漏れる場合、布などで穴を塞ぐのがいちばん早い解決策だが、それは根本的な解決策ではない。それに対し、新しいパイプに切り替えることは時間がかかるが、水漏れを徹底的に解決できる。

気功は、肉体と精神の根本から問題解決を求めるので、時間をかけて練習を続けることがポイントである。

ここで、藤沢教室に通う一人の主婦の体験を紹介しよう。

四年ほど前のことですが、自律神経のバランスを崩し、更年期を迎える年齢が伴ってか体調を崩し、肩凝りがひどく、血圧もちょっと高目となり、健康に自信をなくし、不安な毎日でしたが、薬害が問題になっている昨今、薬に頼らない健康法を考え、気功教室に入門しました。

始めた頃は、なんとなく手がピリピリするとか、体が温まる程度の気を感じていましたが、率直にいうと、最初の一、二年間はとてもつらかったです。特に站椿を練習しているとき、いつも先生の練習終了の合図を待っていました。二年ほどたってからでしょうか、身体に大きな変化が生じているのに気づきました。

血圧も正常に戻り、肩凝りも気にならなくなり、精神的に落ち着きを取り戻してきたようです。これは、日常練功している調気法（一五回～二〇回）と通天貫地功が影響を及ぼしたことだと思っています。

また特に調気法は、先生がいわれますように、上半身の邪気が両足の裏にある湧泉から流れ、地下に沈み込ませるようなイメージを抱きながら練功しますと、心身ともにリラックスし、緊張がほぐれ、自律神経も安定してくるのが感じられ、気が体内に働きかけているような、おだやかな気持ちになります。

このように気功が私の生活習慣のなかで無理なく行われるようになって、人生観が違ってきたことが不思議に思います。

そして、自然と一体となる心のやすらぎと、人との触れあいのなかのやさしさが、日々を、うるおし、充実した暮らしができるのも、気功法を続けているからだと思っております。

気功の練習は最初から楽しんでいる方もたくさんいるが、この方は最初の一、二年間は「いつも先生の練習終了の合図を待っていました」というほど、つらかったようである。おそらく、つらかったよりもつまらなかったのかもしれないが、もし短気を起こして三カ月や半年でやめてしまったら、結果的には健康という甘い果実も味わえないであろう。

二 「集中」より「リラックス」

日本に来てからいつも「頑張ってください」といわれている。正直にいうと、最初この言葉を聞いたとき気持ちがあまりよくなかった。どうしてかというと、中国ではこの言葉がスポーツの試合のときによく使われているが、普段はよほどの怠け者にしか使わないからだ。たとえ学校の受験準備のときでも、「無理しないでください」とか、「体に気をつけてください」とかよく使われている。アメリカでも「頑張ってください」ではなく、「TAKE IT EASY」（気楽にやりなさい）をよく使う。この「無理しない」のような自然の状態、この集中や努力よりもリラックスした状態が気功の練習者に非常に重要である。

ここで、横浜の教室に通っているTさんが数年前に書いた気功についての感想を、そのままの形で読者のみなさんに紹介したい。

私が気功を始めたのは今から二年ほど前のことです。

それ以前、私は拳法を習っていましたが、突き・蹴りや投げ技の衝撃が年とともに体にこたえるようになっていました。強くなりたいために練習しているはずの拳法でしたが、このままでは逆効果だなと感じるようになってきたのです。

武道のほかに、なにか体と心の支えとなるようなものはないかと捜しているうちに、廖先生の気功に巡り合いました。

教室での練習は、無理をしない簡単な動きの繰り返しで、先生の発する言葉が何度となく体に滲み渡るような雰囲気で行われていました。

練習を始めてから三回目、太極椿を行っていると、先生がみんなの間を歩いて気を送っている様子でした。私の後ろに先生が来たとき、背骨のなかを温かいなにかが流れるのを感じたのです。初めて「気」というものを実感したと同時に「これは本物だ！」という思いが込み上げてきました。

その後、こんなこともあるのかという好奇心と、自分も体に気を充足させ、外に向かって気を出せるような人間になりたい、との思いから練習を続けてきました。

気功の練習で一番のポイントは、リラックスすることです。そして全身を感じ、体の隅々まで気を流していくことが練習の第一歩になります。

今日、私たちの常識では、「リラックス」よりもどちらかというと「集中」とか「努力」等のほうが価値のあるもの、またはパワーのあるものとしてとらえられています。たとえば病気になるのは気が緩んでいるからだとか、なにか大きな達成を遂げたとき、それは努力して勝ち取ったというようなパターンが多いようです。日本ではリラックスということをプラスのイメージとしてとらえることが少ないのです。

一方で中国で育ってきた気功は、リラックスして気を流したときにパワーが伝わる、そして成し遂げられるものがあるという考え方です。気功はそれを人や物を通して表現できる手段でもあるのです。

気功の効果は健康面ではもちろんのことですが、それ以上に心と体を含んだトータルな面で現われてきます。私も気功を練習するにつれ、少しずつ自分が変わっていくのを感じました。

私が拳法を修めて感じた限界が二つあります。一つは年齢とともに筋力、瞬発力などが衰えてくること。もう一つは「強くなる」ということの限界です。武道を志す人はみな強くなりたいと願い、そして鍛練します。確かに技は上達しても、なかなか自分のなかの弱さを克服することはできません。この強さへの追求は見方を変えると、自分のなかの強い部分と弱い部分を切り離し、弱い部分を認めず殺してしまおうとする試みともいえます。

気功を練習していくうちに、だんだんと強い自分と弱い自分の間に気が流れていったようです。今ではそれほど強さ、弱さにこだわりがなくなりました。でも以前よりも落ち着いて、堂々としていられるような気がします。そして、そのほかにも頭のなかで「私はこ

うあるべきだ」というイメージをつくり上げ、それに従って行動していること、あるいは
「悲しい」「悔しい」といった一部の感情を感じないようにして生きていることに気がつ
てきました。
また肉体面でも、気功を始める前は「おなか」というと、なんとなく頭のなかで「おな
か」を考えてしまい、本当の「おなか」を感じてはいなかったように思います。これも練
習するに従い、頭のなかの体を本当の体として感じ、自分のイメージを超えた自分を自然
ととらえることができるようになったと感じます。

このごろは気功をしていて、内からのエネルギーが静かに湧き出るのを感じていると
「満足」というものを感じます。今の自分を十分にとらえ切ることが、またリラックスに
つながり、穏やかな気持ちになれるのです。

いま私は、もっと多くの人が、言葉を話すように「気」の能力を高めていき、穏やかで
平和な世界が広がっていけば素晴らしいと思っています。

三　いい加減の気持ち

前に気功共同練習会の後、参加者の方々に気功練習の感想を求めたところ、一人の東大生はこう答えた。

「気功を練習してからいい加減になった」

冗談のように聞こえるが、正しいことをいってくれたと思う。はっきりいうと、彼女の上達は早かった。以前、週に五日間をかけて四つの病院に通っていて、一日に二、三〇錠の薬を飲んでいた時期もあったという。病院に対しても自分に対しても自信を失った彼女が、新宗教にでも入ろうかと悩んでいた時期に気功と出会った。練習を通して彼女は次第に元気になってきた。気功教室では、彼女は出席したり欠席したりの状態で、練習に入るとすぐ寝てしまう。このいい加減さが上達のポイントとなった。

「まじめ」と「いい加減」は一つのものの表と裏である。絶対にどちらがよいとも悪いともいえない。仕事をするときはまじめにやらなければならないが、いつもなんでもまじめにやる必要があるだろうか。

自然の「道」は「張る」と「緩む」の繰り返しである。宇宙は膨張と収縮を繰り返している。

海の潮は満ちたら必ず引く。人間の呼吸も吸うと吐くの周期運動である。弦は張りすぎると切れてしまう。その道理はだれでもわかるが、社会や会社、学校などの、まじめさを重視する教えに巻き込まれているうちに、ついにいい加減であることの大切さを忘れてしまう人間が多すぎるのではないだろうか。

たとえば、約束時間をちゃんと守ることは現代人の素晴らしいところである。しかし、生活のなかに多少早くなっても遅くなってもかまわないときもたくさんある。そのとき時間のことをしばらく無視してもよいのではないか。時間が大切であることはまちがいない。だから時間がイコール生命という言葉があるが、これも絶対のものではない。ある神話学者はこう語った。

「時間は永遠を遮断する。永遠は時間を超越する」

たまには時間を忘れることも決して悪い癖ではない。無為気功の教室では、練習が始まる時間が過ぎてもみんながぺらぺら世間話をしたり、または所定の練習を終える時間を過ぎてもみんながまだ気功状態のなかで練習しつづけることがよくある。気功の練習は、まさにこのように硬直化した時間の枠組からこころを解放し、この時間を超える「永遠」を与えてくれる手段の一つである。

四　執着は禁物

釈迦は、自分の教えは五〇〇年を経た後、中国に伝わるといった。その通りに、五〇〇年後に仏学が中国に伝わってきて、六祖慧能のところで広がった。しかし、慧能は禅宗の六祖と呼ばれている。どうして「仏」が「禅」になってしまったのか。

一つの理由は執着を避けるためであるという。そのとき、中国に仏教はすでに流布していて、仏像を建てているお寺が少なくなかった。そのため仏という言葉を聞けば、すぐそのピカピカの仏像が頭のなかに浮かび上がってくる。それは執着のもとになる。執着は修練には禁物であるので、避けなければならない。そのため、「仏」の代わりに具体的なイメージのない「禅」を使ったといわれている。

老子は、宇宙の本体のことを「道」と呼ぶ。しかし、「道」というものはもともと形もなく名前もないものであり、「道」と呼んだのは便宜上のことにすぎないのである、と説いた。

北京には一人の気功・太極拳の名人がいて、彼は気功などを教えるとき、気や意識などの言葉をあまり使わない。そのかわりによく「そのもの」という言葉を使う。「ほら、そのものが行った」とか、その理由は先に述べたことと同じである。「気」といったら、手を出してパワーを送ると連想され、「意識」といったら、すぐ頭を使って一生懸命考えることを思い浮かべる。それを避けるために、「そのもの」が使われているのである。

気功の練習だけではなく、ほかの修行も同じである。執着してはならない。ものに対する執着は欲であり、これに執着してはいけないことはだれでも理解できる。実行できるかどうかは別として、少なくとも頭で理解することはできるはずである。しかし、執着は物質的なものだけではない。練習レベルの上達に伴って生じてくる精神面での執着は、より大きな障害になりかねない。

日本の新宗教団体のなかにそういう事例がよく見られる。財産をすべて教団に寄付したことは物欲の少ない証拠ともいえるかもしれないが、教団や教祖に不都合な話には一言も耳をかさない。あるいは、教祖や教団の話以外は絶対聞きたくない。だれかが教祖と違う意見をいえばすぐ頭に来る。どこかの雑誌が教祖に不利な記事を載せたら、たちまち抗議行動に出て、その雑誌社の電話をパニック状態にさせる。

気功の練習からいうと、これらの精神的な執着を「入魔」といい、つまり魔に取りつかれていることで、偏差（精神的な副作用）の一つである。

もちろん、宗教団体の信者のように、教祖に強い執着をもっている現象は気功教室のなかでは少ないが、練習中に程度の差こそあれ、さまざまな執着が存在している。たとえば、気功の練習中によく光が見えたり、香りを嗅いだり、あるいは普段は感じない感じがしたりすることがある。その経験者から「どうして最近そうしたものを感じなくなったのか」といったような質問が出された。これも小さい小さい執着である。そういう感じは「気感」と呼ばれる、一種の身体の気に対する自然反応であるが、執着してはならない。たとえ、釈迦や観音様が現れてきても箒をもって追い出して結構である。本当の神だったら絶対に怒ることはないので、安心してほしい。

気功そのものに対しても執着してはならない。気功の上達者は特に留意しなければならない。自分が練習に通じて気功のことを実証し、気功の価値がわかってきたため、それに執着する練習者がよくいる。その表現の一つとして、人が気功を信じていないといったらたまらなくなり、一生懸命証明し、相手に信じさせようとする態度がある。

気功の練習者はこだわりのないこころをもつことが大切である。気功そのものに対しても執着してはいけない。

また、この本のなかで、気功の考え方、気功の現象などを説明するためにいろいろな言葉を使用した。たとえば、練習、修練、修行など、その場の説明に応じて使われた。この本を見る方もこれらの言葉に執着しないでほしい。一応、「そのもの」と見れば結構である。

五　オフィスで仙人になれ——練習は日常生活から始まる

仏教では、求道者が菩提樹の下で修行する光景をよくみる。その菩提樹とはなにか。それは悩みである、と中国ではよくいわれている。気功の練習も悩みを克服して超越する過程である。だから逃げてはならない。修練は日常から始まるのだ。

台湾では、禅ブームのなかで仕事をやめて仏学を習おうとする若者も少なくない。また、日本にも「解脱」を求めて出家した人がいる。もちろん、その出家者のなかに本当の修練をめざす人もいるし、半分は自分のいる環境あるいはこの社会に不満をもって宗教環境に逃げ込む人もいるだろう。

日本の気功練習者のなかには、社会から離れて練習するものはまだいないと思うが、自分のまわりの環境を過度に気にするものが少なくない。気功の講義を受けた若い大学生と世間話をすると、いまの社会がいやで、どこかの自然のなかで暮らしたい、という話が出てくる。世の中が汚れているから、どこかの桃源郷に逃げたいと考えているようだ。

また、普段、教室で練習するときに、室内の温度や音などに気を使いすぎたりする人もいる。

暖房機の温度を上げたり下げたりして、なかなか忙しくて結局のところ、まともな練習ができなかったという例もある。なお、練習中、もし隣の部屋から人の話し声が聞こえたら、イライラして入静できなくなる人もいる。

いったい、静かな桃源郷はどこにあるのか。それは、人跡のない山のなかでもなければ、適温に調節された静かな気功道場でもなく、私たちのこころそのものではないのか。

気功教室に通っている練習者の一人は、「オフィスで仙人になろう」と筆者に自分の心境を打ちあけた。実際に、彼女は気功の教室に通ってからオフィスで大きく変わって、その変化を見て感心して同じ教室に通ってきた同僚もいる。

一年前、彼女は料理をしながら気功を練習している、と語っていたが、今年の年賀状には、「ご飯を食べることや寝ることそのものが気功」と書いてきた。つまり、気功の練習はもはや余計なこととなり、料理をすること自体が気功であるということだ。

超ストレス時代といわれているこのごろ、人の悩みは多い。その悩みを解消しようとする人々はあちらこちらに良策を求めているが、決め手はなかなか見つからない。まるで果てのない海を旅しているように、進んでも進んでも幸せの陸地が見えない。しかし、幸せの岸はすでに私たちの足下にあり、たどり着くかどうかはこころ一つで決まるわけである。したがって、究極の悟り、解脱を求めて修行する方は、この社会から抜け出してどこかで出家するのではなく、自分の足下から、つまり自分の日常生活や仕事から始めなければならない。他人や社会に貢献しようとすれば、どんなところでも、どんな仕事でもできるはずである。

たとえば、商売は金儲けの仕事であるので、「善」にはほど遠いものとされるが、商人のなかには他人や社会に大きな貢献をした方が大勢いる。

中国ではゴムの王様といわれていた陳嘉庚《ちんかこう》という実業家がいた。当時、彼は世界有数の財産をもっていたが、実生活ではケチともいわれるほど非常に節約家で、小さな家に住んでいて、食事はよくお粥を食べていたという。そのかわりに、彼は社会の教育には莫大なお金を出して、自分が破産した。中国のアモイには彼の寄付金で作られた学校がたくさんある。

一方、宗教家は善行を行うイメージがいちばん強いが、金のことばかり考えている宗教家もいないわけではない。

いったいどっちが「善」に近いか。

仏教の言葉でこの世界を娑婆《しゃば》という。苦しいことと楽しいことが両方あるからである。地獄ではあまりにも苦しくて修練する余裕がなく、天国では悩みがなく修練する気が起きないそうである。この娑婆世界こそ修練にいちばんよい場所なのである。

六　煩悩は即ち菩提――悩みがあるからこそ悟りが得られる

気功を練習したいが、いろいろ悩み事があってなかなかできない、と思った人は少なくないであろう。また、練習は身体と精神にとてもよいことはわかるが、いまはそのタイミングが悪い。仕事も忙しいし、家庭もいろいろ事情がある。筆者はこのように悩んでいる方に何人も会ったことがある。

そのなかの一人は中国文化に詳しい方であるが、彼は、中国古代の隠遁思想に大変興味があり、いつか自分も昔の隠居者のように深い山に住んで、明月と清風を伴って、自由自在に気功を練習できれば、どれほど幸せか、と思っていたという。

しかし、宋時代以来、中国では、道家気功の主要流派の金丹派の修行者は、だいたい都市のなかで練習している。なぜ世を避けて山のなかに行かないのか。その原因の一つは、都会のなかの悩みは山のなかより多いので、修行が成功しやすいのである。道家気功だけではなく、仏家気功にも同じ考えがある。昔、ある高名な禅師はこういう詩を書いた。

「荊棘の叢中に足を下し易い、月明りの簾底に転身し難い」

その文字の意味は次の通りである。荊棘はいばらのような植物で、野原にはびこって歩行の障害となり、またはとげがあり足を傷つける。このようないばらの群れのなかこそ歩きやすい。反対に、明るい月の光のなかでは、かえって身体が動きにくい。この詩は、困難に悩まされるときこそ気功を練習するのによい環境であり、悩みのない恵まれた環境のなかではかえって上達できない、ということを示している。

筆者の知り合いの一人は、ＹＷＣＡの方で、長年の間、母のように東南アジアの留学生の世話などをして、国際交流活動に携わってきた。後に仏学のコースにも参加し、気功の教室にも通っている。彼女は会社に務めているが、その会社の社長の性格が普通ではなく、まわりの人々となかなか「気」が合わない。自分は、他人に嫌いな気持ちをもってはいけない、と理屈ではわかっているが、こころからこの気持ちをなくすことは容易ではない。いつか社長を嫌いにならなくなったらいいな、と常に思っていた。ある日、托鉢の活動に参加して、ふっと気がついたら、社長への嫌悪感はいつの間にか煙りのように消えてしまっていたという。

ここで、社長という悩みの対象があるからこそ、レベルが上達したのだ。煩悩は即ち菩提、まさにその通りに、煩悩は悟りを開くためのカギである。

もう一つの例をあげてみよう。高久国際奨学財団の前理事長は戦争時期に外交官として中国に行っており、中国に対して第二の故郷のように強い思い入れをもっている。戦後、日本に戻って、彼は一文なしのところから出発して、大きな会社を作った。ある日、奥さんが新聞を読んで留学生が生活に困って自殺したことを彼にいった、何とかできないものか、と二人は考えて、自分の財産をなげうって国際奨学財団を作った。

ある日、理事長は奨学生との食事会で、自分の若い頃の貧乏と苦労を話して、貧乏は本当にいいことだと感嘆した。その話を聞いて、ある奨学生は反論した。理事長、あなたはいまお金持ちになったから、貧乏がいいものといえるが、もし年寄りのいまでもお金がなければ貧乏は悪いものになるだろうと。

実は、理事長がいいたいのは、煩悩即ち菩提の道理である。貧乏は煩悩の一つ、若いときの貧乏は貧乏であるが年寄りの貧乏も貧乏である。煩悩であれば超越すればよい。この超越することがなによりもよい修行となる。煩悩そのものは、お金と同じく、もともとよいも悪いもない。こころの持ち方一つで変わるものである。

七　気功練習者は石になることを望まない——欲望をなくすべきか

ある気功の練習者に、「健康になりたいが、これも欲望ですか」と聞かれたことがある。あまりにも重大な問題なので、筆者はなんと答えればいいかと一瞬、言葉に詰まった。

無為気功の練習者のなかに、筆者も怒れる人間である、という話を聞いて意外と感じた方もいるようだ。確かに、大勢の人は、気功の練習者は無感情、無欲望、「不食人間煙火」（煮炊きしたものを食べない仙人の生き方）のように生きるべきだ、と思っている。

中国で、「心如止水《しんにょしすい》」という言葉をもってこころの平静さを形容する。つまり、こころは、止まっている澱《よど》みのように静かである。しかし、これは気功のハイレベルの状態ではない。六祖慧能の教えは「心無所住」である。「心如止水」の場合、こころは澱みのところに止まって、止まることに執着しているが、こころが止まらなければ執着はない。

仏教には、『金剛般若経』のなかに、次のような仏と仏弟子との有名な対話がある。

ある日、釈迦は「菩薩として、善のことを行えば、必ず福報（福運の報い）がある。しかし、福報を求めるために人を助けるのではない」と説法していた。この話を聞くと、弟子のスブーティは釈迦に、「先生、なぜ菩薩は福報を受けてはいけないのか」と質問した。この問題は一見、簡単そうに見えるが、大変重大な問題であり、釈迦ほどの人間もかなり問いつめられた。なぜかというと、菩薩は人を助けるのは、福運の報いを求めるためではないが、しかし、求めないことも執着の一つではないか。本当に執着がなければ、求めることがあってもなくても、同じではないか。釈迦はちょっとしたらまた答えた。「菩薩は受けた福報に執着しない、ゆえに福報を受けない」と。

人間の欲望も求めることの一つ。健康になりたいとか、仕事を成功させたいとか、人を助けたいとか、これらはすべて欲望の一つである。欲望があれば求めることがある。しかし、これに執着してはならない。欲望にこだわることは執着であるが、これをむりやりに取り除くことも執着である。身体の健康管理をきちんとしたら、身体からの健康の福報がくる。人を助けたら、人々から感謝の福報がくる。しかし、私たちはこのような福報を貪ってはならない。さらに、この福報を社会や自然に返すべきである。

八　「無為無想」は積極的人生観である

「無為」という言葉は、およそ二〇〇〇年前の老子が『道徳経』のなかで説いた言葉なのである。この『道徳経』はわずか五〇〇〇字の短い文章だが、気功のもっとも重要な経典の一つとなっている。

日本では、「無為無想」という言葉が普通、マイナス的にとらえられている。しかし、無為無想は禅の思想にも大いに共通するように、人生にとってはきわめて積極的な意味をもつ言葉である。

無為とはなにか。無為とは、作為性をなくすことである。たとえば、日本では、「ほほえみ」を教える専門の教室がある。そこでは、ほほえみをつくるコツとして、洋酒の「ウィスキー」という発音を繰り返して練習することを教えているそうである。このような不自然な、むりやりにつくられた人間の言動や感情は、作為性＝有為という。

もともと、ほほえみはこころの歌であり、顔面の筋肉体操ではないのである。野生のチンパンジーさえできることなのに、人間はいったいどこからおかしくなったのだろう。現在の日本のさまざまな問題は、すべて有為から来ているのではないだろうか。むりやりに頑張った末に、過労で倒れて入院しても、見舞いに来る同僚や家族たちは必ず「頑張ってね」と一言別れの挨拶を残していく。もし、無為のこころを理解できれば、別れの際の挨拶は「せっかく入院したのだから、家のことや会社のことをなにも心配せずに、ゆっくりと休んでください」になるだろう。おそらく、私たちはみな、なにかのお面をかぶり、重荷を背負って、なにかを演じているように生活している。これをなくして自分がありのままに自然に生きることが無為なのである。

次に、無想を考えてみよう。無想というのは、気功のいう「入静」、つまり余計な雑念を除くことである。気功の静功のなかの「無想」は、普通の睡眠とも覚醒状態とも違うもので、一種の大脳の高度なリラックス状態と静寂な状態でもある。このような無想により、私たちの心身はバランスがもっともよく保たれている状態になり、生命力と創造力ともに旺盛な状態になるのである。

無想は特に気功の静功のなかだけでなく、日常生活のなかでも大いに役立つものである。無想になれば、物事に対する執着もなくなり、欲望や怒りもなくなる。

無為無想になるコツは「いい加減さ」にある。日本では、昔から伝わってきたこころの美学の極致に、「無心」と「曖昧」の境地がある。これは、気功の心構えとも大いに共通するものであろう。

九　万法唯心

気功は新たな出発というよりもむしろ里帰りの旅である。気功の原点は私たちの故里にある。しかし、私たちの故里はいったいどこにあるのか。これはあらゆる宗教、ないし科学の根本的な問いであろう。

一九九七年の中国の正月、筆者は中国の里帰りの旅で、岩洞に三〇年間も住み着いてきた先生を訪れて、この問題について尋ねてみた。先生の答えは「万法唯心《ばんぽうゆいしん》」という四文字に凝縮している。筆者は先生の名前も知らないが、ただ、先生の住んでいる石窟の壁に「無何」「如意」という文字が書かれている。前者は先生の法名で、後者はその法号である。「無何」は、何も無し、すなわち空のことを意味し、しかし、逆から読むと「何無」となり、つまり、なぜ「無」なのか、やはり「有」ではないか、と理解することができる。

このように、空と色、あるいは無と有は、ちょうど手のひらの表と裏のように、対立しながら相互補完の関係をもって、私たちの心身、そして私たちの住んでいるこの多様な世界に統一性をもたらし、万事万物の陰と陽を均衡な状態に保っていくこととなる。

いま話した空と色、無と有、または精神と物質は、いずれも私たちのこころ=宇宙の本体意識というおおもとから陰陽二分化してきたものである。陰と陽という二つの単純な要素の無限の組み合わせの可能性によって、限りなく複雑な世界が創られた。この複雑な事象の後ろに隠れている世界の本質を認識するために、私たちは枝や葉ばかり注目するのではなく、意識を深めてその根本を見出さなければならない。もし、自分の意識の根本の所在がわかれば、私たちは陰と陽の二つの世界の間に自由自在に行ったり来たりすることができる。そうなれば、私たちは空や色などの事象に当惑されず、物事にとらわれない自由自在のこころをもつようになる。このような心境は「如意」と呼んでもよいであろう。

先生は、私たちの心身を自由自在の境に導く方法を「無《む》碍《げ》心《しん》法《ぽう》」と呼んでいる。文化大革命の頃、彼はこの山に逃げ込んで、以来、三〇年間にわたって石窟で修行しつづけてきた。現在、山の周辺はかなり開発されたが、一九七〇年代までは、ここは虎や蛇が出入りする場所であった。

筆者は、先生の教えをここで伝えるが、先生の個人のことについて、あまり紹介するつもりはない。たとえ話しても、読者のみなさんの「理性」の許容範囲以内で話すつもりである。というのは、先生に伴った「奇跡」の事実の一つだけを自分の目で確かめるチャンスがあれば、おそらく、みなさんがこれまで築いてきた理性の壁が崩れてしまうにちがいないと思うからだ。もちろん、先生は決して奇跡や神通力を好んでもてあそぶ人間ではない。いつも平常な気持ちで平常なことを語ってくれるだけである。しかし、これはなによりも大きな力をもっている。

まさにそのために、なんの説教も宣伝も行っていないが、遠いところから人々が自然に集まってきた。そのなかには、高名な気功師や、厳しい修行を積んできたお坊さんのような修行の「プロ」もいれば、海外から尋ねてきた学者もいる。また、役人もいれば、地元の農民や患者、教師、医者もいる。各地方から来たさまざまな人間が、いろいろな問題を抱いて答えを求めるために、このごく普通の山を登ってくるのである。

あるいは、答えも求めずに、ただ山で働いて暮らしていることを楽しんでいる人もいる。先生を慕って、中国では一年一度の家族団らんの旧正月でも、山の上に泊まり込んでいる人も大勢いる。一見、なんの変哲もない、華南沿海地域のどこにでもあるような普通の山だが、先生がいるだけで、いつからか一つの聖地となった。

昼間、先生は一日中、患者の治療や遠いところから訪ねて来る人々と話されているが、夜になると、私たちのような理屈っぽい学者や医者たちが洞に集まって、先生と徹夜で「世間話」を楽しむのである。福建省では雪が降らないとはいえ、冬になると零度以下になることもよくある。それに、春は梅雨の季節で、湿気がものすごい。普通の人ならば、日本のように床で寝ると、三日もしないうちに全身の関節が痛くなる。山の上では寒気と湿気がいっそう強くなる。私たちは、夜になると軍用の綿入れ外套に包まれても身体が冷え切っているが、先生は一年中、同じ一重のシャツとズボンを身に着けているだけである。

筆者は、夜七時から洞に入って、あっという間に感じたが、治療を求めに来た患者がみえたので、洞から出てみると、すでに翌日の朝七時になっていた。朝日の光線は山頂を超えて山のくぼみあたりを照らして、まわりの濃い霧が散らばりはじめた。徹夜でいろいろな話をお聞きしたが、頭に残ったのは、「万法唯心」という一言だけである。

万法というのは、あらゆる存在のことだ。広げていえば、宇宙の万事万物と考えてもよい。唯心というのは、「ただこころによる」ということである。こころから生まれてこころによって変わっていくようなものだ。だから、万法より重要なものはこころの部分である。万法唯心という四文字は、書けば軽いが、その四つの言葉を直接先生から聞いたときに、大変な重みを感じた。言葉では形容できないが、そのなかにある力、パワーに深く打たれたのである。

こころはあらゆる気功法、否、気功法に限らずあらゆる修行の方法のもとである。では、方法とはいかなるものかというと、これは手段にすぎない。あらゆる方法は、ただこころを認識するための方便、手段になる。

方法を習うのは気功を覚えるためではなく、気功そのものを棄てて越えていくために習うのである。筆者は初めて先生に会ったとき、先生から「あなたは無為も気功も捨てなさい」といわれた。なぜならば、気功を捨てることが気功であり、無為を捨てることこそが無為になるからである。

筆者は洞窟の先生と夜遅くまで話をして、先生の「世間話」をそのまま記録しておけば、素晴らしい経典になると思った。しかし、話し終わって山の上に泊まったのだが、翌日にはなにも思い出せなかった。次に話しに行っても同じで、先生の話を全部忘れてしまうのである。

休日を利用して山に通う人のなかでは、学校の先生などをしている知識人がもっとも多い。筆者は、福建中医学院大学の先生の一人に、「あなたはなぜ先生のいったことをメモして整理しないのか」と聞いたことがある。すると彼は「以前、何回か試してみたけど、洞窟を出るとすぐ思い出さなくなる」といった。

それで筆者は先生に、「先生がいわれたことは、先生ご自身にとってはもう必要のないもの。でも、先生にとって役に立たなくても、その話を聞いて世の中のいろいろな人が活かすことができるのではないですか。なぜ残さないのですか」と尋ねてみた。すると先生は、「私がいったことをもしあなたが覚えてしまったら、あなたの修行のじゃまになってしまう」というふうに答えられたのである。

でも、人間の大脳はパソコンのようなもので、忘れることは、ただスクリーンから文書を削除しただけであって、ハードディスクのどこかでちゃんと保存されているのである。そして、必要なときに自然に呼び出される。さっきいった「万法唯心」も使おうと思ったときに出てきた。結局、先生がいわれたことは、全部覚えている。

筆者は、自分がいまだ修行の最中なのに、それでも人を指導したり本を書いたりしていいのでしょうか、と尋ねてみた。すると先生は、「いや、あなたは書くべきです」と答えられた。確かに現在、文字や言葉は法を広げるための最大の方便である。しかし、もしみんなが筆者のいったことや書いたことに閉じ込められて、それに縛られたら、それで本当におしまいである。この気功入門書に書いたことを、自らの実践を通してこころから共鳴し、そして、再びそのすべてを忘れ去る日が来れば、気功に本当に入門したといえるであろう。

この本は、気功の入門書であるが、本当は、気功の「門」そのものはもともと存在していない。言い換えれば、どこにでも門は開いている。私たちはこころ一つを開ければ、すでに門の内側に立っているのだ。また、こころの里帰りのためには、必ずしも気功をやらなければならないというわけではない。

先生は、「あなたにはあなたのやることがあり、私には私のやることがある」と教えてくれた。私たちはこの世に生きて、それぞれのやるべきことがある。自分のやるべきことを見つけて、これをやっていくことが無為である。どんなことをやっても、こころは一つで、無碍自在の心境には変わりはない。

山を下りる際、先生は筆に任せてさっそく一つの偈語《げご》を書き下した。ここで、この偈語を記してこの本の終わりとしたい。

心法は以心伝心なり。心心が相印す。無我にして無他。無形にして無相。故にこれ有法なし。無碍は自在の真諦なり。故に動中に有なし。何ぞ無何あらんや。無、無、無。何、何、何。これ真空妙有の真諦なり。故に身外に無法。実に内求の法なり。心法は内求なり。他方にあらず。自心がすなわち是れなり。これ般若の真諦なり。真は無為なり。心法は自在す。事は無碍にあり。無碍はすなわちこれ仏。一切の仏は無碍。

第十章

気功と生死

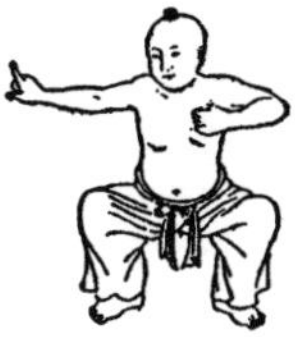

一　川辺の花の赤さは火より紅し

東京駅の近く、立命館大学の東京キャンパスで気功と老子の授業を行い、最終回の授業になった。本来、「大いなる道を行く」というタイトルでまとめようと教案を用意して教室に臨んだが、履修生である年配の作家の方が、生と死とはなにか、老子はこれをどうみているのか、これを話してほしい、という希望を申し出たため、急遽、このテーマに切り替えた。

実は、歴史的に中国人はあまり死ぬことを議論するのを好まないようである。なぜならば、中国文化の源である易の真髄は、「生き生きとして止まない」（生生不息）にあるからである。仏教学者の南懐謹先生が、かつて、次のようなジョークまじりの口調で東西の文化を比較したことがある。

西方の人は霊安室を見に行くのを好むようで、そこを覗いてみると、一人が亡くなり、さらにまた一人が亡くなった。南無阿弥陀仏、南無阿弥陀仏……と合掌して祈る。

これに対し、中国人は産室見学に行くのが大好きのようである。覗いてみると、一人が生まれて、また一人が生まれた。めでたい、めでたい……と喜んで騒ぐ。

実は中国から見れば、西洋もインドも、いずれも西方の世界に属すが、もし、東西の文化にこのような違いがあるとすれば、それはなぜか。もしかすると、「易」のいわゆる「位」の問題と関連しているかもしれない。つまり、所在する位置が変われば、問題に対する見方もおのずから変わってくるのである。

唐代の詩人、白居易はこういう詩句を書き残した。

「日出づれば　江花紅きこと　火に勝り（朝日が昇れば、川辺の花の鮮やかな赤さは燃える火より勝る）」

このように、東方に立てば、目に映ったものは旭日の輝きと燃える生命の炎であるが、西方に立てば、目に映ったものは夕陽の景色になるだろう。しかし、太陽は昇ってまた沈み、人は生まれてまた死ぬ。これは、まさに「道」の仕組みそのものではないか。

二　真心をこの世に留めよう

しかし、東方の文化は「生」を尊ぶといっても、諸子百家のそれぞれの会得も各自各様である。

まずは儒家の説を見てみよう。

子路は孔子に、「先生、敢えて死ぬことを教えていただけますか」と質問した。先生からは、「未だ生を知らず、焉んぞ死を知らん（おまえは生きることさえわかっていないのに、どうして死ぬことがわかり得ようか）」と返した。子路ほどの恐れ知らずの英雄豪傑も、未知の死という世界に対してはまだ恐れていたようである。

しかし、先生の答えは、「生」を知ろう、という一点に絞られる。実は、孔子本人も生涯をかけて、「生きるとは何か」の答えを求め続けてきたのだ。

「朝に道を聞かば、夕に死すとも可なり（朝から道のことを聞かされれば、その日のうちに死んでも悔いはない）」

それに比べて、孔子の孫の教え子である孟子は、さらに一歩前に進んだ。彼がいうには、「その道を尽くして死ぬ者は、正命なり」、つまり、道を聞くことにとどまらず、さらに、道に尽くさなければならない。たとえそのために尊い命を落としたとしても、これは「正命」、つまり望んだ正しい死に方である。こうして、孟子は死に方にも是非を分けた。

真理を求めての犠牲は「正命」であるのに対し、「桎梏《しっこく》にして死ぬ者は非命なり」、つまり、囚人のように、手かせ足かせをかけられて打ち首された者の死は横死である。

考えてみれば、私たちはだれでも有形無形の手かせ足かせに束縛されて、この世を生きている。このままで一生を終わるならば、孟子から見れば、やはり囚人の横死と変わりがないであろう。

このようにして、儒家の死生観は、生を知る（知生）、道を聞く（聞道）、道に尽くす（尽道）という三つの輪で構成されたのである。この死生観は、二〇〇〇年にわたって知識人の士魂を鋳出《いだ》した。まさにそのために、諸葛孔明《しょかつこうめい》のような、命を削って国に忠勤を尽くし、「死して後に止む」という生き方が語り継がれてきたのであり、また、文天祥のように、権力地位の誘惑を顧みもせず、「人生古より誰か死無からん、丹心を留取して汗青を照さん」という詩句を書き残して、信念のために命を投げ出して真心をこの世に残す、という人生の選択も、多くの士人の見本となったのだ。

三　死んでも亡くならない者

天下・国家のことを自ら進んで責任を取る儒家に比べて、老子の死生観の大原則は、「道は自然に法っる」および「天地は不仁」である。つまり、生死は自然の仕組みであり、天地には感情も仁徳もないものである。まさにそのゆえに、天地は最も公平で無私であり、恐竜が醜いという理由から早く絶滅させることもなければ、パンダが可愛いという理由から長く存続させることもない。

しかし、生死という自然の仕組みから逃れるものがあり、老子はこれを「谷神不死《こくしんふし》」という。つまり、人間の精神の本体は、山谷のように空疎高遠にして無形であるがゆえに、風が自由自在に通り過ぎて、妨げるものは何一つなく、天地とともに永遠である。これに対し、有形の身体はいずれ崩壊して、長く存続することはできない。やはり老子の言葉を借りてみよう。

「狂風も暴雨も、一日中続くことはない。だれがそうさせたのか。天地である。天地さえも長続きできないのに、ましてや生身の人間はなおさらのことだ」

しかし、老子は、その身体の消滅をまったく恐れてはいない。

「私に大きな患い事があるのは、その身体があるからである。この身体さえなくなれば、私に何の心配事があるというのだ」

確かに、金があるかないか、病気か元気か、食べ過ぎか腹ペコか、いずれもその邪魔物としての身体があるからである。老子の言葉が警鐘を鳴らし、夢の中から目覚めさせたのは荘子である。もしかして、奥さんを亡くした荘子が洗面器を叩きながら歌うのも、身体という束縛からの解放への祝福を表しているのではないか。

このように、身体は死ぬが精神は死なない。ならば、死ぬべきものを死なせて、生かすべきものを生かせる、というのは最も自然ではないか。

老子がいう。「死して亡《ほろ》びざる者は寿《いのちなが》し（死んでも亡くならない者はいのち長し）」。果たしてこれは可能なのか。王弼《おうひつ》は「その身体は没しても、その道がなお存続しつづける」と解釈している。この解釈により、儒家と道家の距離が一気に縮まった。

老子も孔子も、今から二〇〇〇余年も前に亡くなったが、彼らの道は、今現在もわれわれの精神血脈のなかに受け継がれて脈々と流れており、まさに死して亡びざる者である。

同じ一文に対し、河上公《かじょうこう》はこう解釈している。

「人は自ら生活規則を正しくして生を養い、自然から受け取った精気を失わなければ、久しく生きることができる。妄りに視覚の刺激を求めず、妄りに聴覚の刺激を求めず、でたらめのことを口にいわず。そうすれば、天下に恨みを買うこともなく、ゆえに長寿になる」

これは養生家の解釈である。

四　我が命は我にあり

たとえ神仙家の類いに属する河上公でも、ここでは不老不死のことについては何一つ触れず、いったのは長寿のことだけである。しかし、後の時代の道教一派の修行者は、よく不老不死をもって人生の最高目標とし、真昼に家宅ごと天に昇り、犬も鶏も連れて一緒に仙界に入るということを夢見る。

しかし、夢とはいえ、この度胸は鬼神も泣かせるほどのものがある。なぜならば、世の中のいかなる文化にも宗教にも、天または神から自らの生死の主導権と決定権を奪い返すほどの勇気がいまだ現れていないからである。ただ一つ、道教の修行者だけが、「我が命は我にあり、天にあらず」と声高く宣言できたのである。

『黄帝内経』を代表とする中医養生学の角度から見れば、人間の生命は強い自己組織力をもっている。人間の生命は川のように流れるもので、その途中、たとえどんな邪魔物があるにせよ、水は幾度挫折しても必ず自らの力でこれを巧妙に克服して、終点に向かって先へ進む勢いをもち続ける。

「我が命は我にあり」というのは、気功養生の観点からみれば、自然に与えられたこの能力を大切にして、これを有効に発揮し、これを損なうことを避けることにある。

こういう意味で、いいかえれば、我が命は我にあり、病院に非ず、医者に非ず、手術に非ず、薬に非ず、ウィルスに非ず、さらに、癌細胞にも非ず、である。

五　死ぬべき場所が見つからず

老子がこういっている。

「私の聞いた話では、摂生の達人たる者は、地上を歩いても凶暴な野牛や虎に遭わず、軍陣に入っても刃を被らず、野牛がぶつかろうとしても、その角の当たるところがなく、虎がつかまえようとしても、その爪の摑むところがない。なぜならば、その人は死地無しであるからである」

「死地無し」とは、死ぬべき場所がどこにもないことを意味している。

いかにも奇妙で不思議な話であるが、実際、近現代中国の禅宗大師である虚雲法師が南華寺で説法していたときに、虎がその説法会に現れたが人を傷つけなかったという史実がある。慈愛の心をもてば、たとえ猛虎といえども感化される。したがって、私たちは癌になりたくなければ、日常の養生に気をつければよい。人に怨まれたくなければ、人の恨みを買うようなことをしなければよい。ストレスや悩みをなくしたいなら、心を広くすればよい。

これが、いわゆる「死地無し」という境地である。

第十一章

気功の「日本化」

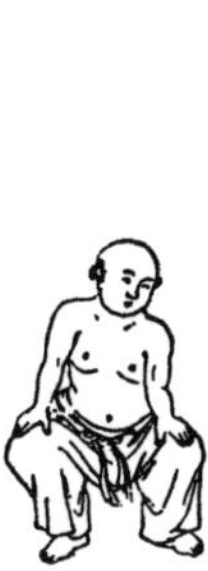

一 「中国の気功」か「日本の気功」か

東京大学の赤門。これをくぐると、銀杏並木の道がこの学問の殿堂の奥へと続く。地面には落葉が敷きつめられて、道は黄金色一色に染まっている。このゴールデン・ロードを過ぎると眼の前に洋風庭園の緑が広がり、その突き当りを右折すると、一四階建ての白い現代建築が突如現れ、歴史の重厚感に満ちた赤レンガ建築群のなかにモダンな風を吹き注ぐ。これは、東大医学部の建物である。大学院と研究所を合わせて、このキャンパスに一〇年も生活していたものの、医学部の建物を訪れるのは初めてのことである。

入口に、「日本医療気功学会第三回研究会」というシンポジウムの会場案内板が立っている。現代医学の牙城である東大医学部で、これまでは得体の知れないものとされてきた医療気功のシンポジウムを開くということからも、時代変化のひとつのメッセージが読み取れる。

これを実現できたのは、日本統合医療学会会長の渥美和彦東大名誉教授のおかげである。現代医療の盲点を直視して、より大きな視野で日本と世界の医療の現在とその将来を見直すことがその学会の趣旨であり、これを支えているのは、気功養生も含めてさまざまな代替医療といわれる分野で長年実践してきた人々の地味な努力である。そして、なによりも、これらの「伝統的」な養生法・治療法が長い歳月にわたる検証を経て、心身健康に対する有効性によってその裏付けを用意したのである。

八階の会議室には、一〇〇人前後の気功練習者や気功師、医者、研究者らが集まっていた。主題は、医療気功の制度化と日本の医療気功の将来についてである。これに沿って、私の講演テーマは「医療気功の理論とその実技——制度化の可能性に向けて」であり、講演のなかで、私は医療気功は中医学の一分野であると述べた。

質疑応答のときに、強い反論が出た。質問の要旨は以下のようなものである——気功はいろいろある。中国の気功もあれば、日本の気功もあり、その他いろいろな国の気功もある。中国の気功ばかり強調しているのではないか。

なかなか良い質問だ。問題の肝腎は「日本の気功」にあるようだ。

二　思想不在・ご都合主義と自己流

私たちは二〇数年前から、無為気功養生会を土台に日本で気功を広め、教えはじめた。そのとき、気功を教えていたのはほとんど中国人気功師であり、中国もまた気功に関する唯一の権威の根拠であった。

さいわい、この二〇年間に多くの日本人の気功師が成長して、各地で気功教室を開いたり、気功治療を行ったりしている。中国人の気功師から日本人の気功師へ、これは気功の日本化に向けての喜ばしい現象である。しかし、問題は、「日本の気功」とは何か、気功をいかに日本化すべきか、というところにある。

現在、日本の気功の一つ憂慮すべき傾向は、気功の思想とその実践の分離である。つまり、気功の思想や理論などを難解なもの、あるいは役立たずものとして、場合によっては外国のものとして排除し、気功を単なる身体鍛錬のハウツーとして取り入れることにある。

私は、これを「思想不在の気功」と呼ぶ。思想不在のゆえに、体系的な技術も成り立たず、ただ、ご都合主義的に気功の技を断片的に取り入れることから始まり、自己流の寄せ鍋に終わってしまう。

実は、私たちの無為気功養生会の基本テキストとしての「遊龍功《ゆうりゅうこう》」という気功法の一部の動きも、弟子でも学生でもない誰かに形と名称を変えられ、著書に載せられたり、教室で教えられたりしている。人の健康に役立つなら、私は知的所有権などにこだわるつもりは毛頭ない。ただし、もともと遊龍功の動きは、陰陽・五行の摂理と中医学の気血経絡理論の上で成立するものであるが、その日本化の改良版では、単に身体が描き出す美しい弧線になってしまっている。果たして、このような体操だけで社交ダンス以上の健康効果が得られるのかどうか、疑問である。

三　箸にある「事」と「理」

中国も日本も箸を使う。中国の箸は長くて、先は丸い。日本の箸は短くて、先は細い。その違いの理由はどこにあるのか。一説では、中国人は大きなテーブルを囲んで食事をし、大皿から料理をとるから、箸は長い。そして肉類を食べるために箸の先が丸い。これに対し、日本人は各自の料理を目の前にして食べるので、箸は短くてよい。なお、魚の骨をとるために、箸の先が細くなった。

なるほど、うなずける解釈である。しかし、この解釈はまた「事」つまり具体的な事象にとどまっており、「理」つまり根底にある原理までには届いていない。

箸の「理」とは何か。世界中、どこの箸も二本しかない。誰が箸を使おうと、一本は絶えず動くが、もう一本は常に静止している。動くものは陽であり、静かなるものは陰である。

「一陰一陽、これを道という」（繫辞上伝）

やはり、小さな箸にも陰陽という宇宙の摂理が映されている。事は異なるが、理は異ならず。このケースにも、気功の日本化の方向が示唆されているのではないか。

四　お寿司にある「五味」

医食同源という言葉は誰もが知っている。ただし、中医の食の原理は、栄養成分やカロリーにあるのではなく、「四性《しせい》」「五味《ごみ》」にある。「四性」とは、食べ物が本来もっている「寒・涼・温・熱」の性質である。たとえば、生姜は体を温める温性のものであるが、冷蔵庫で冷やしても鍋で加熱しても、その性質は変わりがない。五味とは、甘味（土）・酸味（木）・苦味（火）・辛味（金）・鹹味《かんみ》（水）である。それぞれ五行に対応し、さらに、脾・肝・心・肺・腎の五臓の経絡に吸収され、人間の憂・怒・喜・悲・恐という五つの感情に現れる。

ストレスがたまると食欲が出ない。そういうときは、甘いものを食べるとホッとする。これは誰もが経験することであるが、これも五味と五行の原理に由来する。ストレスは怒りの範疇に属し、五臓では肝気に対応し、五行では木に属す。植物を植えすぎると土の養分が吸い取られてしまうのと同じ原理で、木は土に勝つ（抑制）性質をもっている。

土とは、消化吸収機能を果たす脾胃のことを指す。食欲がなくなるのは、肝気が盛んになりすぎて脾胃の機能が抑制されたためである。その場合は、肝気の抑制を緩和させ、脾胃の気を助けるために甘味を食べるのである。

気功の日本化の話に戻るが、以上は中医の理論（＝理）であるが、具体的なものである料理（＝事）になると、日本にいれば、なにもわざわざ中華の薬膳でなくてもよい。たとえば、寿司にも四性・五味がある。米に甘酢を入れて、緩める性質の甘味（土）と収斂《しゅうれん》の性質の酸味（木）を調和させる。付け合わせは生姜のガリであり、四性は温に属し五味は辛味に属す。これをもって胃を温めながら肺気を通らせる。鹹味に属す醬油を使って腎気を上昇させ、緑茶に合わせて、その苦味をもって心の火気を降下させる。

そして、なによりも、寿司飯は米料理であり、お米は寒・涼・温・熱のいずれにも偏らない「平性」のものである。さらに、甘味をもって五味を調和させる。甘味は土に属す脾胃に対応し、空間的には、中央に位置して、すべての中心となる。

このように、中医の陰陽五行原理がわかれば、患者の体質に合わせて、お寿司一品だけでもその四性・五味の加減応用によって食療の効果が得られる。

五　日本語の「発声気功法」

音声の性質を利用して心身のバランスをととのえる原理は古くから知られている。『史記・楽書』には、「楽は天地の和なり」と記述したうえで、「ゆえに音楽は、血脈を動盪し、精神を通流し、正心を和らぐる所以なり」と述べた。つまり、音楽は人体の気血の流れを活性化させ、さらに精神の愉悦をもたらし、人々の心を和らげることができるのである。

伝統の音楽は、宮《きゅう》（土・脾）・商《しょう》（金・肺）・角《かく》（木・肝）・徴《ち》（火・心）・羽《う》（水・腎）という五行・五臓に対応する五つの音律で構成される。周の時代、天を祭るための最も格調の高い宮廷音楽としての雅楽も、この五音で演奏された。中国ではすでに失われたため、伝承されるのは日本のみである。

同じ原理で、発声練習もよい気功法の一つである。古くから、中国では「六字訣」という方法が伝えられてきた。これは、六つの発声によって臓腑機能を調節する気功法だが、発声は日本人が不慣れな中国語によるものである。

そのために、私が考案したのは日本語での音声気功法である。

A（ア）・I（イ）・U（ウ）・E（エ）・O（オ）の五音システムを使う。五音と五行・五臓・

ツボ・五官・感情との対応関係は次のとおりである。

A（ア）—金—肺—中府・雲門・少商—鼻—悲

I（イ）—水—腎—命門・湧泉—耳—恐

U（ウ）—土—脾—中脘—口—憂思

E（エ）—木—肝—期門—目—怒

O（オ）—火—心—膻中—舌—喜

なぜそうなるのか、体験してみよう。

A（ア）という声を出すときに、誰かを後ろに立たせて、両手を背中から肺の位置の上に当ててみよう。声が出るときに、肺の振動がはっきりと感じ取れるはずだ。中医理論では肺の機能が「宣発」（広げる）であり、これに対応し、A（ア）は両手を広げながらだと出しやすい。私はこれを開放音と呼ぶ。なにか悲壮な感じが地平線にまで届くような気持ちで練習すれば、よりいっそう効果があがる。

これに対し、I（イ）は閉じる性質の音声で、閉鎖音と呼ぶ。自分の命門（へその反対側）というツボおよび腎臓を意識しながら声を出せばよい。中医理論では、腎気の性質は収斂であり、骨を司る。その穴は耳に開く。経絡では、腎経は足の裏の湧泉穴から上がる。そのため、上達者は命門を意識しつつ、歯（歯は骨の苗という）を軽く噛み合わせながら声を出し、その振動が耳に伝わり、さらに足裏を緩める。

人間は恐怖を感じるときには身体が自然に縮んでしまう。まさに「恐縮」である。多少、恐縮の気持ちをもって行えば、収斂の効果がいっそう高まる。

以上の開放（外へ）と閉鎖（内へ）の二つの発声法の中間に位置するのはO（オ）である。これは、すべての発声にとっての基本音である。性質は文字の形の通りに丸い。ヨーガの「OM（オーム）」という発声原理にも通じる。発声しながら、膻中穴《だんちゅうけつ》（胸・心臓部）と上丹田（前頭葉）の共振が感じられ、喜びの感情が自然に湧き出る。

これは心臓・大脳と血液の流れの音であり、宇宙の基本音とも共鳴する。中医理論では、心は主宰するものであり、したがって、この発声は基本である。

E（エ）を出すときの共振部位は、ちょうど両脇腹に当たり、肝臓もその場所に位置する。少し怒りを吐き出すように発声しながら、目を大きく開けよう。なぜならば、中医理論では、肝の穴は目にあるからである。

そして、満腹のときに、口から息を吐く出すように、U（ウ）の声を出しながらお腹を緩めれば、胃腸が動きだし、胃も楽になると感じる。五行では土に属し、その機能は受入・分解・輸送・転化であり、すべては土から生まれて、土に帰すのである。

初心者にとって、練習するときの最大のポイントは「音気共振」、つまり、出した音波と内臓の共振・共鳴感にある。日本語での発声は共振・共鳴感が得にくいと思われがちだが、そこに頭音と尾音を付ければうまく解決する。

たとえば、開放音のA（ア）の頭にHを付ければ、HAー（ハー）という空手の選手がパンチを出すときの力強い発声が出せる。A（ア）の後ろにNまたはMを付ければ、AN・AM（アン・アム）のような、広げてまた閉じて体内で共鳴するような音声になる。

健康法だけではなく、この日本語での音声気功法は歌唱力のアップにも役立つ。

ある合唱団のリーダーは、もともと呼吸が浅かったが、この方法を練習すると乗り越えられたと述べ、もう一人のクラシック歌手は、ベルカント歌唱法の成長の壁にぶつかったとき、音声気功法を習って練習すると、その壁が消えってしまった、と話していた。

私自身も一日中、授業しても疲れない方法としてこれを活用している。

六　気功は一つ

二〇年前から、私は無為気功養生会のメンバーたちに、気功のネイティブ化という課題を語り、自らも気功の日本化のためにさまざまな地味な努力を行ってきた。

いうまでもなく、これは私からの発想ではない。二〇〇〇年以上も前の中医学の経典『黄帝内経・素問・異法方宜論篇第十二』には、すでに東・西・南・北・中央という異なる地域の自然風土および人々のそれぞれの体質に応じて、治療と養生を行う原理と方法が述べられている。いわゆる中医は、中国医学の略称ではなく、人間の生命の動的平衡を保つための中道的医学を意味するものである。これは、中国の気功だからという理由で、中医理論の指導を拒絶する人たちにまず理解してもらいたいことである。そして、地域ごとの状況に応じての治療と養生の重要性をいち早く指摘したのは、ほかでもなく、まさに中医学の経典なのである。

繰り返しになるが、気功は単に身体鍛錬だけではなく、深い思想的根源と体系的な基礎理論をもつものである。これは、易をはじめ、陰陽・五行などの理論システムによって構成されるものである。そして、天人合一（宇宙―人体関係モデル）および心身合一（身体―精神関係モデル）のような全体性観念は、気功の実技を成り立たせるための基盤であった。具体的な病気治療と養生の領域に至れば、中医学理論がその指導原理となる。

気功の日本化というスローガンを高く掲げる人々のなかには、理想主義者もいれば、より現実的動機から業界（気功を一種の健康産業として）のマーケットの拡大を狙う者もいるだろうし、学界（気功を一種の学術資源として）の政治力学を弄びたい者もいるだろう。

ただし、これらの国粋的傾向をもって新たな伝統創造に携わろうとする者の思考回路に従えば、気功の思想と実践が空中分離させられてしまう結果は避けられない。したがって、思想体系不在の気功実技は支離滅裂なものとなり、突き詰めるところ、こうした支離滅裂な気功をご都合主義的に取り込む日本文化そのものも支離滅裂なものになってしまう。

気功の日本化は、角度を変えて、日本文化論の文脈からとらえることもできよう。したがって、文化庁元長官でもあった青木保教授の言葉を耳に傾ける必要がある。

「『日本文化論』の根拠とするところが、結局、『経済』と『技術』（あるいはその複合体）の『実用性』に求められ、決して『思想』や『科学』の『発達』や『内容』に求められていないからである」（『「日本文化論」の変容』中央公論社、一九九〇）。

ご都合主義的・性急的に実用性のみを取り入れ、その思想性と科学性を一蹴する傾向に対し、日本の気功界も深く反省すべきではないか。

本当の気功の日本化とは、気功の原理を深く理解し、その伝承を重んじたうえで、日本の気候風土、社会生活、言語文化、および人々の体質に合った形で行うことである。

気功のみならず、世の中には具体的事象としての「事」は無数にあるが、その根底に通じる原理としての「理」は、あくまでも一つしかない。これは道の理としての「道理」である。なぜならば、宇宙は一つの全体であり、自然の摂理も一つの全体であるからである。

あとがき

いまほど人々が自分の体とこころの健康を気にする時代はないであろう。同時に、いまほど気功健康法の情報が氾濫している時代もない。気功の練習者は、練習法がわからないというよりも、練習法の洪水に溺れている。気功そのものを一つの山にたとえれば、一つの気功法は山登りのための一本の杖である。山の頂上に行けば杖はもういらない。

現在、山に登ろうとしている人が大勢いる。これらの人のために、山のふもとに多くの店がオープンした。それらの店には、登山者の好みに応じてあらゆる形の杖が揃えられている。しかし、山登りの道がどこにあるのかを教えてくれるガイドがいない。結局のところ、山に登る人は杖を買うことでおしまいである。

現在の気功書の出版状況もこれに似ている。それぞれの本は大量の練習方法を紹介しているが、気功練習の行き着く先がどこにあるかはほとんど示されていない。練習者はたくさんの入門方法を覚えたが、気功の門がどこにあるのかさえもわからないという情況である。そのために、筆者は杖よりもガイドが大切だと思っている。今度の本が、練習方法の紹介ではなく、方向性を示すものである理由はまさにここにある。

この本は書いたものというよりも、喋ったものといったほうがよい。一九九二年に最初の本を出版して以来、読者からいろいろな質問の手紙をもらった。また、長年の間、一緒に気功を練習している無為気功会の学友たちも、筆者に新しい本を書くよう勧めてくれた。それに応えるために、筆者は普段の気功教室や気功教授会で話したことをまとめてこの本にした。

無為気功会の学友の多くは、著者自身とともに、この本に登場している。それゆえ、気功の経験者はこの本に多くの共感を覚えるにちがいない。

もちろん、この本は気功の経験者のためだけのものではない。気功を始めようとする人にとって、杖を選ぶ、つまりどんな方法を学ぼうか、ということを考える前に、まず、どのような方向に向かって行くべきか、ということを知らなければならない。間違った方向に行けば、いくら先進的な方法を使っても、決して目的地にたどり着くことができないからである。

このような気功の本は、いままでにない新しい書き方であり、筆者にとっても新しい試みである。というのは、この本は気功法を紹介したものでもなければ、気の思想や哲学の学問的研究書でもないからだ。しかし、この本は、地図や図書史料だけを研究して書いたガイドブックではなく、山を実際に登ったことのある者が書いたガイドブックである。これは、筆者があえてこの本を読者に捧げる唯一の自信のユエンである。

気功とこころの問題に対する筆者の認識はまだまだ極めて浅いものであるが、ここまで来られたのもひとえに心を尽くして指導してくださった先生方のお陰である。彼らは本書中にもときどき登場しているが、これからも私たちを悟りの彼岸までに導いてくれることを心から祈りたい。そして、本書の出版に際して、謹んで先生方に深い感謝の意を捧げたい。また、こころの旅をともに歩んできた無為気功養生会の学友たちにも感謝の意を表したい。彼らから出されたさまざまな質問は私たちを深く思考させ、それが本書を書く原動力にもなったのだから。

最後になったが、本書が上梓されるに至ったのは、ひとえに春秋社の神田明社長をはじめ、鈴木龍太郎編集長、佐藤清靖、桑村正純両氏のご高配とご尽力によるものである。ここに深く感謝の意を表したい。

なお、本書の内容についての問い合わせは、無為気功養生会（〒二二一-〇八三四 横浜市神奈川区台町一一-三〇 台ビルB4、電話 〇四五-三二二-六一六九 FAX 〇四五-三二二-六一六三 ホームページ http://www.muikiko.com/）までお寄せください。

一九九八年九月

著　者

〈著者紹介〉

廖 赤虹（りょう せきこう）

1957年、中国生まれ。西安公路交通大学（現在、長安大学）卒業。同大学助手を経て、1986年、来日留学。1992年、横浜国立大学大学院修了。工学博士。科技庁特別研究員を経て、現在は民間消防防災企業の技術研究所勤務。中国馬氏気功点穴療法の日本全権代表。弟の廖赤陽氏とともに東京や神奈川を中心に気功や武術の指導も行っている。著訳書に『中国気功健康法』（廖赤陽と共著、成美堂出版）、『馬氏気功点穴療法』（共訳、エンタプライズ社）等がある。

廖 赤陽（りょう せきよう）

1960年、中国生まれ。厦門大学卒業。国立華僑大学講師を経て、1988年、来日留学。1997年、東京大学大学院修了。博士（文学）。現在は武蔵野美術大学教授。気功は一指禅功宗師・劉永言医師に師事。日本無為気功養生会会長、世界医学気功学会常務理事。気功関係の著書は『気功で読み解く老子』（春秋社）、『DVDブック 実践・気功健康法』（廖萃萃と共著、春秋社）等がある。

気 功 その思想と実践〈増補新装版〉

1998年12月15日　第1刷発行
2012年3月15日　増補新装版第1刷発行
2023年6月30日　増補新装版第5刷発行

著　者　廖 赤虹／廖 赤陽
発行者　小林公二
発行所　株式会社 春秋社
〒101-0021　東京都千代田区外神田2-18-6
電話　03-3255-9611（営業）
03-3255-9614（編集）
振替　00180-6-24861
https://www.shunjusha.co.jp/
装丁者　Malpu Design（渡邉雄哉）
印刷所　株式会社 丸井工文社
製本所　ナショナル製本 協同組合

ISBN 978-4-393-31283-4　定価はカバー等に表示してあります

W・ハート／日本ヴィパッサナー協会監修／太田陽太郎訳

ゴエンカ氏のヴィパッサナー瞑想入門
――豊かな人生の技法

仏陀の瞑想を、数息観、道徳規範の必要性、神秘体験の意味から、その真髄ヴィパッサナーまで順々に丁寧に解説。各章にQ＆Aも付し、痒いところにも手のとどく実践的入門。　二五三〇円

L・ローゼンバーグ／井上ウィマラ訳

呼吸による癒し
――実践ヴィパッサナー瞑想

あなたが息をしている限り、苦しみからの解放は可能である。二五〇〇年前に仏陀が「安般守意経」で説いた、呼吸を自覚し、深い安らぎと洞察を獲得する瞑想法をわかりやすく紹介。　二八六〇円

村木弘昌

釈尊の呼吸法
――大安般守意経に学ぶ

仏教の主要な修行法である瞑想にとって呼吸法は必須であり、言うまでもなくお釈迦様はその達人であった。現代に有効なメカニズムを西洋医学の立場から解明・再現する。〈新装版〉　二〇九〇円

地橋秀雄

ブッダの瞑想法
――ヴィパッサナー瞑想の理論と実践

ブッダはこの瞑想法で悟りを開いた！　仏教に縁がなかった初心者でも、毎日少しずつ実践すれば、集中力や記憶力等がつき、心の安らぎが得られる、驚きの瞑想システム独習書。　二三一〇円

藤田一照・永井　均・山下良道

〈仏教3・0〉を哲学する

伝統的な〈仏教1・0〉と瞑想実践的な〈仏教2・0〉を包み超えて、新たな〈仏教3・0〉を提唱。その哲学は新時代を切り開く力となり得るか。スリリングな徹底討論！　一九八〇円

※価格は税込（10％）